80/20健康擇食指南，減吃超加工食品

How Not to Eat Ultra-Processed

Your 4-week plan for life-changing healthier eating habits

外食或自煮，正餐、飲料、零食、甜點這樣選，
四週找回營養與美味的黃金比例

營養師 妮可拉·拉登·瑞恩／著 Nichola Ludlam-Raine 祁怡瑋／譯

本書獻給我的兩個小孩，

願你們健康快樂地長大。

目錄

寫在開始之前

我從事臨床營養師的工作15年了，坦白說，整整15年期間，我的飲食習慣和看待食物的方式都沒有本質上的改變，直到開始爲撰寫這本書做研究爲止。在深入了解之前，我以爲有關超加工食品（ultra-processed foods，簡稱UPFs）的討論，無非是將健康的飲食換一種不同的包裝，但我想錯了。執業多年以來，我提供的建議和切實可行的小訣竅幫助了許多個案和患者，寫這本書不只讓我有機會分享自己的專業，也讓我有機會探究現代飲食及超加工食品相關的新課題（以及隨之而來的各種眉眉角角），並分享可能的解決辦法。

我的目標不是要你一口氣翻轉既有的飲食習慣，而是要鼓勵你停下來反思目前的飲食模式，並在接下來的一個月（乃至一個月之後），用可長可久的替代方案和簡單的改變，來增進你目前及未來的健康狀況。

本書提供的資訊適用於每一個人，但也不能取代健康照護專業人士針對你個人提出的建議，儘管我眞心相信本書有助於長知識、長力量。

第一部

認識超加工食品

第 1 章

超加工食品概述

你可能很想拿起這本書就直接翻到週菜單，但與成千上萬想要改善飲食習慣的人合作過後，我知道光靠三餐規劃表（很可惜）並不會帶來長遠的改變。背景知識不可或缺，我們要了解改變飲食之所以很重要的原因。在這章概述中，我會告訴你超加工食品是什麼，又爲什麼要對這些食品多加注意，以求增進你的知識和能力，讓你能夠做出改善飲食品質的選擇，進而一勞永逸地減少食用超加工食品。

超加工食品是什麼？

你是否越來越常聽到「超加工食品」，卻不清楚那是什麼，又有什麼重要性？如果答案是肯定的，那你並不孤單！即使身爲一個有15年臨床經驗的營養師，我也要費一番苦工鑽研、思考，並與同行討論超加工食品對我和我的客戶究竟有何意義。這個還滿新的科學領域，又要如何化爲有關飲食與營養的實用資訊，讓客戶帶回家？簡言之，超加工食品指的是原始狀態經過重度加工與改造的食物，通常好吃極了，往往含有多種成分，包括一般不會在家中廚房看到的東西，例如穩定劑、乳化劑、防腐劑、色素和增添風味的人工調味劑。

本書會讓你看到什麼？

健康飲食已經變成一張錯綜複雜的網，就連最博學多聞的聰明人都弄不清楚什麼該吃、什麼不該吃。前一秒才說我們的飲食應該要包括某種食物，下一秒又說這種食物一口都吃不得。無所適從的情況很累人，而社群媒體只是將一團混亂的局面永無止境延續下去。

這正是我決定寫這本書的原因——無論是想要更了解超加工食品的人，還是曾經針對食品與營養的問題或疑慮向我求教的人，我寫這本書就是爲了和你們分享我的所知所學和見解。本書旨在簡化超加工食品的複雜課題，幫助你每天少吃一點這類食品（尤其是比較不營養的那些），卻不必覺得自己好像在節食一樣！畢竟，這件事無關減肥，而是關乎一種生活方式。

我跟你保證這本書會：去除雜訊、撥開迷霧，直接釐清超加工食品的概念；揭開超加工食品的內情，針對你每天的飲食習慣提出合理又簡單的建議。不妨把閱讀這本書想成是和一個眞心爲你好的人喝咖啡，這個人不只希望你從內到外都變得更好，也樂於跟你分享達成這個目標的可行步驟。

我們會探究食物中確切有什麼成分，也會探討如何做出更明智的選擇，並解答「我還能享受最愛的巧克力餅乾嗎？」之類的問題。爆雷警告：是的，你可以，只是要節制，不是要完全剝奪。畢竟，人生苦短，怎能一口都不吃愛吃的東西！在我的臨床營養實踐中，總有容納「邪惡美食」的空間。

所以，準備好了就拿起你最愛的飲料和零食，未加工或超加工都可以，沒人會對你指指點點——誰不愛巧克力消化餅配一杯好茶的組合呢？讓我們一起踏上這段了解和少吃超加工食品的旅程吧！

未加工、加工和超加工的差異何在？

我們來一一解析一下。常聽到像是「未加工」、「加工」和「超加工」這樣的食物分類，但這些詞語的定義是什麼？對於做出更好的選擇以改善身體、心理和情緒健康來講，深入了解這些類別也是很重要的。

「超加工食品」是一個還滿新的詞彙，最早出現於2009年，當時巴西聖保羅大學的研究人員提出一套新的分類架構，根據加工程度來區分食物的類別，稱之爲新式食品分類法（Nova classification）。新式食品分類法包含四種不同的加工程度，超加工食品屬於第四級。對於需要評估大眾飲食狀況的全球組織和政府而言，新式食品分類法是一套很好用的工具，但這套系統並不是爲了對個別食品做出分類而設計的，所以，我認爲談食品加工最簡便的辦法是分成以下三大類：

- **未加工食品**①：未加工食品相對未經人爲處理，狀態一如它們天然的原貌。想想水果、蔬菜、馬鈴薯、堅果、乾燥扁豆和糙米之類的穀物，這些食物沒經過什麼加工的程序就來到你的餐盤上。未加工食品富含養分且有益健康。
- **加工食品**：所以，從這裡開始就有爭議了。加工食品顧名思義經過人爲的改造，但這不代表它們就「不好」。舉例而言，罐頭白腰豆是加工食品，因爲豆子已經煮過，再和水一起裝罐，但這些加工過的豆子是植物性蛋白質和膳食纖維的絕佳來源，而且，即食的豆子超級方便，所以比起乾燥豆類，你更有可能愛用豆類罐頭。絕大多數的鮮奶和優格也經過加工，因爲要殺

編按：○為原注；●為譯注。

①為了從產地送到餐桌，未加工食品可能做過初步的處理，但大致上並未添加其他成分，養分也沒有流失（不像較精製的碳水化合物喪失了部分的纖維）。

菌才能確保食安，但它們不只是攝取鈣和碘的好辦法，也有助於腸道菌叢的健康。義大利麵是另一個（低度）加工的例子，成分只有一種（小麥），但它依舊是加工食品，因爲它不存在於自然界中。

- **超加工食品**：現在，我們要往上跳一級來談超加工食品。根據新式食品分類法，超加工食品經過重度的處理和改造，跟它們原始的狀態相去甚遠。更有甚者，超加工食品含有家中廚房一般沒有的原料，包括防腐劑、乳化劑、人工色素、人工調味劑等添加物在內。典型的超加工食品有軟性飲料和碳酸飲料、袋裝零食、重組肉製品，乃至於預煮過的微波食品——這些食品往往含有過量的脂肪（尤其是飽和脂肪）、糖分、鹽分和卡路里，卻缺乏關鍵營養素。同時，這些食品也可能是所謂的三高食品（HFSS），亦即高脂、高鹽、高糖（High in Fat, Salt and Sugar）的食物和飲料。然而，比較健康有營養的食品也可能落入超加工食品這一類，包括全穀早餐麥片、冷凍酥炸魚柳條、超市吐司（甚至是全麥吐司）和罐裝茄汁焗豆❶。

怎麼知道什麼是超加工食品？

稍後我們還會詳談如何分辨和評估超加工食品，但爲了方便快速查閱，我也在本書的附錄二（參見第263頁）放了一份常吃、常喝的食物與飲料清單，總共分成四種不同的類別：未加工、低度加工、較多加工仍有營養、較多加工較少營養。在閱讀本書的過程中，隨時參

❶茄汁焗豆（baked beans）為英式早餐常見配菜，英國超市普遍有現成的罐頭製品，台灣可於超市的進口食品區找到。

照這份清單可能對你有幫助：

- **第一類：未加工**

  例如：燕麥粒、蘋果、馬鈴薯。
- **第二類：低度加工**

  例如：100%純天然果汁、絕大多數的盒裝鷹嘴豆泥和罐頭白腰豆。
- **第三類：較多加工仍有營養（技術上算是超加工食品）**

  例如：冷凍酥炸魚柳條、絕大多數的罐裝茄汁焗豆、燕麥奶和某部分的全麥麵包。
- **第四類：較多加工較少營養（既是超加工食品，也是高脂、高鹽、高糖食品）**

  例如：巧克力餅乾、某部分的薯條和洋芋片、絕大部分的低卡燕麥棒。

為什麼有加工和超加工食品的存在？

這問題有個壞心眼的答案，就是因爲製造商一心想賺錢，而含有人工調味劑又高糖高鹽的加工食品不只好吃，也讓我們想吃得更多，所以才有這些食品的存在。但眞正的答案是：這不僅僅是口味的問題，追根究柢，超加工食品的存在也是出於對食物保存的需求，以及物流和經濟上的考量。

它們的出現可追溯到第二次世界大戰，當時的生活模式有了劇烈的轉變，更多女性開始投入職場，在家的時間減少，家庭需要更多方便又快速的飲食選擇。便利性與保鮮期的英雄「超加工食品」就問世了！讓我們來抽絲剝繭，了解一下製造商的動機，看看超加工食品爲何存在，又如何存在。

將食物保存得更久：延長保存期限的奇蹟

超加工食品的存在，多半是爲了一個主要的原因：保存。在冷藏和現代食品加工技術出現之前，食物的保存是舉足輕重的課題，民眾需要一個延長食物壽命的辦法，由此衍生出封罐、風乾、鹽漬，後來又發展出更複雜的技術，像是添加防腐劑和乳化劑。這些技術不只延長了保存期限，也有助於保留食物的質地和養分。想想蔬菜罐頭或果乾，這些方便的選擇讓我們全年都能享用產季已過的農產品。

運輸：全球規模的物流

你可曾走進一家超市，很意外某種食物竟然不在那裡？我們期待一年四季每天都有豐盛的食物呈現在眼前，而爲了供應我們這麼多樣化的選擇，超加工食品經過了特別的處理，才禁得起從世界各地的農場到工廠、從超市到餐盤的長途跋涉。全球化的發展革新了我們的飲食習慣，卻也導致重度加工產品的普及。

經濟考量：消費因素

超加工食品的製作成本較低，預算不多的民眾和家戶比較買得起②。再者，較長的保存期限也意味著比較不會浪費食物，對某些家戶而言，這一點也是不可或缺的考量。

---

②不可諱言，要避免或減少食用超加工食品，口袋也要夠深，因為從零開始處理食材和在家自己煮，既需要相關知識，也需要時間和烹調設備。本書旨在提供所需的知識，讓你可以在個人能力範圍內做出明智的選擇。

方便：省時、即食

別小看「方便」這個因素。在繁忙的現代社會，時間很寶貴，尤其是從第二次世界大戰以來，多數成年人每天都是朝九晚五在工作，常常還要加班。因爲時間不夠用，所以很難從零開始做料理，而超加工食品爲忙碌的生活模式提供了簡便快速的飲食方案。微波食品、泡麵、冷凍薯條、冷凍披薩受到大眾的歡迎，因爲它們料理起來方便又快速。其他超加工食品像市售三明治、瓶裝碳酸飲料和燕麥棒等等，很適合邊忙邊吃，而一心多用正是現代生活的一大特點。

無特定成分食品❷和全植主義❸的崛起：飲食上的需求

我兒子對奶、蛋和大豆等多種食物過敏，所以我可以很肯定地說，要是沒有「無特定成分」的食品（其中多數都被歸類爲超加工食品）和全植物的替代選項，我很難爲他提供面面俱到的均衡飲食、將所有他需要的營養素都涵蓋進去。從他還在學步期開始，我就給他喝添加鈣質的燕麥奶，並且幾乎每週都吃冷凍酥炸魚柳條，以補充Omega-3和碘（我買的是標榜富含Omega-3的產品）。他吃的超市麵包也要經過精挑細選，確保不含大豆成分（絕大多數都使用了大豆製成的麵粉）。這些限制大大縮減了我們的選項。然而，他用燕麥奶泡高纖早餐穀片來吃；多數時候，他的早餐穀片都是全麥的，裡面還加

---

❷無特定成分食品（free-from foods）指去除特定過敏原的食品，例如無乳糖的鮮奶與優格、無麩質的麵粉、無蛋的美乃滋等等。

❸全植（vegan）或譯純植，指食品和用品從原料到製程皆完全不涉及動物，例如標榜全植的化妝品必須是不曾做過動物實驗，而在食品方面，奶、蛋源自動物，蜂蜜來自蜜蜂，白砂糖在製程中歷經動物骨炭漂白，皆不符合全植的標準。詳情可參閱《純植物．全食物》（*The Oh She Glows Cookbook*）一書。

了香蕉。此外，他吃酥炸魚柳條會搭配豌豆和茄汁焗豆（嘆！這又是另一種超加工食品，我們就是逃不掉啊！）。換言之，整體而言，他吃的確實是營養均衡的組合。

如你所見，就連營養師（和營養師的孩子）都吃超加工食品，因爲只要吃對了，超加工食品是可以補充營養的。在未加工食品和超加工食品之間，好壞二分法不但沒有幫助，還可能導致不必要的焦慮，這一點我們稍後會再深入探討。

超加工食品是一把雙面刃

不可否認，超加工食品雖然有保存期限較長、價格負擔得起等長遠的好處，但確實可能比低度加工食品含有更多額外添加的糖分、不健康的脂肪和鈉（鹽分），也可能缺乏關鍵維生素，久而久之，吃太多就可能導致健康問題（視攝取量和個人情況而定），而這還沒算上人工調味劑、色素、乳化劑、穩定劑和防腐劑等等超加工食品常有的添加物。

有證據顯示，含有大量超加工食品的餐點也會讓人吃得更多，導致體重增加、健康狀況變差。之所以產生這種結果，研究人員對原因沒有定論。因爲這可能不僅僅是口味的問題，而是這些食品容易食用的特性，使得人體延後發出飽足感的訊號，你還來不及覺得飽足就已經吃一堆了。

乳化劑是什麼？全都是些壞東西嗎？

乳化劑是幫助加工食品保持穩定狀態的一種添加物，意思是它們可以阻止通常不會融合在一起的東西分離，例如阻止油水分離。它們對食物的質地和保存期限也有幫助。大量食用某些乳化劑可能會對腸道菌叢造成衝擊，然而造成什麼衝擊因人而異，釐清相關問題還需有更多的研究才行。用白老鼠做的一些小型動物實驗發現，相當大量地食用特定的某種乳化劑會影響腸道菌叢，進而引發腸道發炎。但證據僅限於少數幾種乳化劑，長期大量食用常見的乳化劑對人體腸胃的影響，目前多半仍是未知數。

但我希望你能記住一點，就是食品中一般只存在相當小量的乳化劑，例如黑巧克力中含有的大豆卵磷脂乳化劑。說到健康（包括腸道健康），最重要的是整體的飲食，亦即你吃的主要都是什麼。只要減少飲食中超加工食品的數量，你吃到的乳化劑自然又更少。所以，請不用擔心食用少量乳化劑會有什麼影響。我在本書附錄一中收錄了更多有關特定種類乳化劑的資訊（參見第262頁）。

在我們深入探討超加工食品時，別忘了它們的存在有許多站得住腳的理由。如果想要享受它們的好處、不想錯過社交活動（舉例而言，不是每個人都有時間或有本事自己烤一顆生日蛋糕），同時又要做出有益健康的選擇，那就看我們怎麼聰明掌握吃的智慧了。「天然」、「加工」和「健康」三者之間有著複雜的關係，尤其是以超加工食品這個極其多樣化的類別而言。並非所有超加工食品都既不天然又不營養，希望本書能幫助你了解到：我們不能用二元對立的方式來爲或多或少經過加工的食品貼上標籤。

超加工食品的營養含量

說到營養不營養，我們要面臨的挑戰就在於並非所有超加工食品的營養含量都一樣。就技術上而言，不管是原味，還是有調味的，許多即食燕麥片（只要加沸水就能吃的那種）都算超加工食品，但它們還是可以構成營養（又方便）的一餐。相形之下，袋裝洋芋片也算超加工食品，但營養價值偏低、鹽分偏高，宏量營養素❹的成分遠遠不如理想。當然，健康、均衡的飲食中還是可以有洋芋片的存在，關鍵在於食用的分量和頻率，一如我們稍後會再談到的。明智的抉擇有賴於了解營養含量的多寡，並隨時保持對手邊所有選項的自覺。

爲了促進健康和快樂，在接下來的章節中，別忘了我們要了解自己吃的是什麼、如何在知情的前提下做出健康的選擇，以及最重要的是，我們要享受各式各樣的美食，無論加工與否！

那麼，就讓我們來比較一下多吃和少吃超加工食品的一天，看看吃一堆便利的食物有多容易，又要如何開始做出調整，過天然一點的生活。

---

❹宏量營養素（macronutrient）指碳水化合物、脂肪和蛋白質。比起其他的營養素，這三種是人體需要大量攝取的營養素。

含有大量超加工食品的一日餐食

早餐	一碗巧克力早餐脆片或蜂蜜早餐脆片泡牛奶，配一杯市售柳橙汁（添加了糖分和甜味劑），再來一杯即溶拿鐵（含有多種一般家庭廚房沒有的成分）。
上午點心	一條穀物棒配一罐全糖碳酸飲料。
午餐	可以快速加熱、幾分鐘就吃掉的冷凍微波食品（例如薩拉米臘腸披薩或起司漢堡）。
下午點心	一包洋芋片、一條巧克力棒、一罐健怡可樂，稍微充飢、解饞一下。
晚餐	外帶炸雞和炸薯條，再來一個市售的巧克力布丁。
宵夜	邊看電視邊吃超市餅乾、更多的洋芋片和一杯即溶熱可可。

含有少量超加工食品的一日餐食

早餐	一碗用牛奶和原味優格做的隔夜燕麥罐，撒上新鮮莓果或冷凍莓果和綜合堅果碎，配一小杯（150毫升）鮮榨柳橙汁或100%純天然柳橙汁。
上午點心	當令新鮮水果或果乾，外加杏仁果或核桃。

午餐	各種新鮮蔬菜、烤雞胸肉和非洲小米❺組成的自製沙拉，淋上油醋醬。
下午點心	自製燕麥棒。
晚餐	烤鮭魚佐清蒸青花菜和自製地瓜塊。
宵夜	希臘優格淋上蜂蜜，撒上草莓、葡萄乾和自製烤穀麥❻。花草茶。

在「含有大量超加工食品的一日餐食」中，我們看到方便、快速的餐點，不花腦筋、不用準備、現成即食，但往往含有大量添加物、糖分、不健康的脂肪和鈉（鹽分），同時也缺乏關鍵營養素。相形之下，在「含有少量超加工食品的一日餐食」中，我們看到全食物❼和低度加工的食物，可爲人體提供較多的營養和纖維，但料理起來也比較費時費力，可能不是人人都能時時做到，或無法長久保持下去。

---

❺非洲小米（couscous）亦稱古斯米、庫斯庫斯，可用沸水沖泡即食，可做主食，亦可用來拌入沙拉，在台灣可於超市進口食品區找到。

❻烤穀麥（granola）亦稱烤燕麥，台灣市售商品依不同廠牌而有「輕烤穀脆」、「纖穀脆」、「什錦烤脆穀」等不同名稱，但包裝正面多有「granola」字樣。自製食譜可參閱《好想吃喔！燕麥的美味新吃法》等書。

❼全食物（whole foods）即天然、完整、未經加工的食物。

這份比較表不是要爲一日餐食貼上「好」、「壞」的標籤，而是要提高我們對每天面對多少食物選擇的自覺，這些選擇最終會影響身心雙方面的健康。

> 停下來想一想，看到這兩份餐食表，你有什麼感覺？有哪一份說中了你的狀況嗎？你自己的飲食習慣是否有所變動，或許某些日子偏向前一張表、某些日子偏向後一張表？哪些因素影響了你對食物的選擇？

在超加工食品這個廣大的領域中摸索時，要知道並非所有超加工食品都能一概而論。從比較有營養到比較沒營養，各式各樣的選擇不一而足。我們就來看看有吃加工和超加工食品、但有營養的選擇多過沒營養的選擇的一天是怎麼樣的。

有吃超加工食品（但較有營養）的一日餐食

早餐	高纖、高鈣、添加其他關鍵維生素和礦物質（例如鐵質）的營養強化早餐穀片*，配低脂鮮奶和一根香蕉切片（水果不是超加工食品，鮮奶也不被視為超加工食品，即使經過殺菌的加工處理程序）。
上午點心	一條低糖、高蛋白的蛋白棒。
午餐	罐頭鮪魚加扁豆、紅蘿蔔、鷹嘴豆、紅甜椒拌成沙拉，淋上蜂蜜薑泥醬。喝白開水。

下午點心	一包洋芋片和一份水果。
晚餐	全麥捲餅皮*包冷凍雞塊（烤熟）和新鮮蔬菜沙拉（沙拉不是超加工食品）。
宵夜	低糖水果優格和燕麥棒*。

*依成分而定，這些食物可能是或不是超加工食品。

這一天兼顧了方便與健康，呈現出較爲均衡的狀態。食物的選擇以營養強化（高纖、高蛋白、富含關鍵營養素，但低糖、不健康的脂肪含量較低）的超加工食品爲優先，例如高纖早餐穀片和全麥捲餅皮。

如此一來，超加工食品就可以成爲方便、美味又不盡然不健康的選擇，因爲它們在我們吃的所有食物當中占的分量和頻率才是關鍵。我的目的絕不是要將超加工食品妖魔化，而是要幫助你做出更好的選擇、養成長期的健康飲食好習慣。我們可以一起來了解加工和超加工食品的複雜世界，以求達到吃得健康又有效率的目標。

所以，超加工食品對我們沒有壞處嗎？

我們剛剛探究了超加工食品在忙碌的日常生活中的便利性，接下來就讓我們探討一下有關超加工食品的疑慮與建議。

如前所述，大量食用超加工食品被認爲和各種健康問題有關，包括體重增加，而過重可能是第二型糖尿病和心血管疾病的風險因子。之所以有這種關聯，原因可能在於許多超加工食品含有較多的熱量

（此類食品往往能量密度❽偏高）、糖分、鹽分和不健康的脂肪，卻又缺乏像是纖維質之類的關鍵營養素。此外，許多超加工食品吃起來不太有飽足感，並有研究顯示，某些添加物和人工調味劑的組合可導致飲食上癮的行爲（只要吃了一口就會一口接一口）。除了助長飲食過量以外，最終你的飲食中較有營養的未加工和低度加工食品也可能被超加工食品取代掉。不僅如此，有些超加工食品對健康還有別的害處，像是造成蛀牙（碳酸飲料和糖分很高的零食就是罪魁禍首），或是如同前面提過的影響腸道健康。

當然，影響健康的因素有很多（我們的基因、醫療資源和社會階級只是其中幾項），目前針對超加工食品相關影響的研究遠不足以證明因果關係。然而，有越來越多證據顯示大量食用超加工食品和健康問題之間的關聯。現今大眾飲食中平均有50%（有些人還高達80%）是由超加工食品組成的，健康領域的專家已在關注這種現象，並呼籲政府推動改變。有些專家甚至開始探討超加工食品占比偏高的飲食和常見的身心症之間的關聯。儘管如此，超加工食品和心理健康之間的關係還是不明朗，而且難以釐清，因爲身心症的形成本來就有遺傳、心理和社會等複雜的因素，更別提罹患身心症以及症狀本身可能對飲食品質造成的影響。

英國營養科學顧問委員會（Scientific Advisory Committee on Nutrition，簡稱SACN）已表達了對食用超加工食品的擔憂，並指出吃較多超加工食品和健康狀況較差之間的關聯（尤其是以食用量大的人而言），但SACN也承認目前對超加工食品的了解很有限。舉例而言，將食品

❽營養學所謂的能量密度（Energy Density）指每公克食物含有多少大卡的熱量。

按照四種不同加工程度分類的新式食品分類法雖然有幫助，但某些數據還是有待驗證，需要進行更多研究，才能釐清超加工食品對健康的影響，乃至於超加工食品在現代飲食中的地位。

大型保健單位（例如世界衛生組織）一致認爲應該少吃的食物包括紅肉和加工肉品，後者絕大多數都屬於超加工食品。我們稍後會再深入詳談，但儘管一週吃兩到三次新鮮、精瘦的紅肉可能還算在健康、均衡的飲食範圍內（瘦紅肉是人體容易吸收的鐵質的良好來源），火腿、培根、香腸等加工紅肉卻應該少吃，因爲大腸癌與這類肉品攝取量高有關。

那麼，你現在可能漸漸明白了，我們很容易誤以爲所有的超加工食品都「不好」，但眞相複雜得多，關鍵在於食用的分量和頻率，你多數時候吃的主要是哪種食物才是重點。如果你吃的主要是未加工的全食物，偶爾吃吃超加工食品就不成問題，尤其如果你吃的是比較有營養的那些。

所以，我們可以學到什麼呢？總結起來，我們可以放心地得出「均衡、知情的選擇是健康的基石」這個結論。超加工食品是現代人生活的一部分，無論有多忙，我們都可以做出有助保持健康生活模式的選擇。

那糖分呢？

蔗糖（也稱爲食糖）本身不算超加工食品，但市面上的超加工食品中，就算不是絕大多數，也有很多都含有蔗糖。然而，要將蔗糖當成一個整體課題來討論，也得將細微的差異納入考量才行。過量攝取糖分可能有害牙齒健康，並跟肥胖症、第二型糖尿病及其他疾病有關，但糖分的型態和分量也很重要。舉例而言，存在於水果和鮮奶中的天然糖分跟超加工食品中的添加糖大不相同。關鍵在於適量。

讓我再多解釋一點。糖是一種碳水化合物。包含澱粉和糖在內，碳水化合物是大腦主要的能量來源，尤其是葡萄糖。肌肉則是將脂肪和碳水化合物當作能量來源，兩者的比例因需求（運動強度）而異。說到健康，我們攝取的碳水化合物的類型和分量很重要，水果和鮮奶（天然的糖分）、蔬菜類和全穀類的碳水化合物（澱粉）比食糖提供更多的營養。

政府建議我們將糖分的總攝取量限制在每日90公克以下，游離糖（free-sugar）攝取量則在每日30公克以下。游離糖包括食糖（蔗糖）、製造商加進食品中的添加糖，也包括存在於果汁和蜂蜜中的天然糖分。全水果（whole fruits）所含的天然糖分不算游離糖，因爲這些水果未經加工且含有膳食纖維。

說到食品的標籤，有個問題是製造商不會將一件產品天然產生的糖分和游離糖區分開來（後者更容易攝取過量，對健康也可能更有害），所以去看成分表往往比較實在。只要有心了解自己的飲食中混進了多少（更重要的是哪一種）超加工食品，自然而然就會開始養成看成分表的習慣。在一份成分表中，糖③或糖漿排得越前面，就代表這件產品（相對）有許多添加糖，也暗示它可能是超加工食品，所以應該節制食用量，食用的頻率也要比更營養或全食物的同種選項更少。

③糖分在成分表中可能有許多不同的偽裝，包括龍舌蘭糖漿、蔗糖、椰糖、麥芽糖和棕櫚糖。別被好聽的名字騙了，糖就是糖。

你知道嗎？在一份水果風味優格的標籤中，營養成分表上糖分的克數包含用來做優格的鮮奶天然的糖分（乳糖），也包含水果的糖分（果糖）和食糖的糖分（蔗糖）。如果你想確認一杯超加工的調味優格添加了多少糖分，不妨拿一杯原味優格來比較兩者每100公克的含糖量，就會知道答案了。

甜味劑有沒有比較好呢？

人工甜味劑在超加工食品中很常見，用甜味劑來替代糖的做法也一直爭議不斷。像阿斯巴甜（aspartame）和蔗糖素（sucralose）這樣的人工甜味劑，或像甜菊糖（stevia）之類較爲天然的甜味劑，或許可以提供甜味卻不含卡路里，但對腸道健康和體重管理潛在的影響，仍是持續受到研究和爭論的課題。不同的研究有不同的發現，研究結果莫衷一是，人工甜味劑對人體的影響因人而異，而且差異甚巨。這個領域還需要更多研究，目前也有更多研究尚在進行中。

歐洲食品安全局（European Food Safety Authority，簡稱EFSA）負責檢查歐洲境內使用的人工甜味劑的安全性，所有甜味劑都經過嚴格、精密的檢測和查驗。爲了進一步確保食安，每日容許攝取量（Acceptable Daily Intake，簡稱ADI）也訂得比實際上的安全攝取量低了100倍。以阿斯巴甜爲例，一個體重70公斤的人一天要喝14罐健怡可樂，遠多於一般人一天會喝的量，才會超過這種甜味劑的每日容許攝取量。再用14乘以100，眞正的安全值其實是140罐。甜味劑還來不及損害你的健康，你的牙齒可能早就被飲料中的酸腐蝕掉了。

依我之見，甜味劑提供了味覺的享受，卻沒有糖多出來的熱量，使得甜味劑成爲體重管理和控制血糖指數的珍寶，尤其是對糖尿病患者而言。此外，甜味劑對牙齒保健的好處也不容抹煞，因爲口腔細菌無法將甜味劑發酵成牙菌斑，所以甜味劑不會造成齲齒。

身爲營養師，我總建議個案要喝就喝健怡可樂，不要喝全糖可樂，然而這兩者顯然都是（不營養的）超加工食品，改喝白開水健康得多。但總有不想只喝水的時候啊，這就是爲什麼要看整體的狀況，問問自己這些飲料多常出現在我們的飲食中。打個比方來說，比起三天兩頭靠喝酒度過一整天，一週一次在週五夜泡一下酒吧沒有什麼。

我們總該以減少碳酸飲料的飲用量爲目標，這點容後再述，但以目前來講，如果甜味劑或加了甜味劑的碳酸飲料沒有帶來任何你不想要的副作用，那麼只要適量就可以放心飲用。

那脂肪呢？

脂肪一度受到妖魔化的不公對待，許多製造商和體重管理公司都搶搭生產低脂肪和零脂肪超加工食品的熱潮。然而，某些脂肪的補充對健康來講不可或缺，因爲人體無法自行製造這些脂肪。而且，脂肪有助人體吸收維生素A、D、E、K等脂溶性維生素。

飲食指南建議我們適量攝取脂肪，並以不飽和脂肪取代飽和脂肪。多數食物都同時含有飽和和不飽和脂肪，後者較爲有益健康。富含不飽和脂肪的食物包括橄欖油、菜籽油、酪梨、堅果類和種子類等植物性的來源，以及鮭魚和鯖魚等油性魚。我們應以每週至少吃一份油性魚爲目標，攝取牠們提供的不飽和脂肪酸Omega-3。然而，油脂的能量密度相對較高（每公克供應9卡路里的熱量，相較而言，碳水化合物和蛋白質每公克供應約4卡路里的熱量），意思就是我們應該適量攝取。我一般建議個案煮一份餐點用半大匙左右的油（橄欖油或菜籽油）。

那麼，你就不該再買低脂或零脂食品了嗎？答案是這完全取決於你買的是什麼，以及它加了什麼來作爲補償。舉例而言，原味優格不會添加任何糖分，但水果風味的優格就可能會加糖。重點在於不要自動假設標示「低脂」或「零脂肪」的食品就很健康，像棉花糖的包裝上常常寫著零脂肪，但卻有滿滿的添加糖！

如何找到超加工食品的平衡點：80/20法則

我高喊這個「法則」或指導方針十多年了，因爲它提供了完美的平衡，讓我們可以吃得營養又不錯過自己喜歡的休閒食品和飲料。

那麼，這個「法則」是什麼意思呢？ 80是指我們的飲食中要有80%是全食物和低度加工的食品，剩下的20%是必要時可以吃得便利、吃得開心，享受一下超加工食品的好處。這個辦法並不鼓吹用任何手段限制食用量，而是要爲我們的飲食習慣找到一個更能持久的平衡點，兼顧健康與社交。

另一種看待這個法則的方式是：80%的時間都遵循健康的飲食指南（請多多考慮植物性的食物），剩下20%的時間就隨心所欲一點。畢竟，來點自己喜歡的東西對你也是有好處！

所有的超加工食品都算在那20%內嗎？

超加工食品很不可思議的一點，就是它們從有營養到沒營養的範圍很廣。以茄汁焗豆和巧克力餅乾為例，兩者都是超加工食品，但營養價值大不相同。茄汁焗豆主要是豆子和番茄，提供蛋白質和纖維質，也提供維生素。巧克力餅乾卻往往含糖量很高，飽和脂肪的含量也很高，營養價值少之又少。所以，我個人會將茄汁焗豆算在80%的範圍內，巧克力餅乾則屬於剩下的20%。想了解較有營養和較不營養的超加工食品品項，請參閱本書附錄一。

該吃全植嗎？

在我們努力減少超加工食品的食用量時，植本或全植的飲食可能像是吃得更健康（整體的纖維和養分含量較高）、更負責（碳足跡較少）的好辦法。一般而言，全植飲食強調水果類、蔬菜類、穀物類、堅果類、種子類和豆類等植物來源的好處，並排除所有動物製品，但市面上還是有許多全植超加工食品的選項。我們就來看看採取植本或全植飲食要做的考量。

植本或全植飲食的好處

仔細規劃的話，植本或全植飲食對健康有著莫大的好處，作爲一種生活方式的選擇，可以爲我們帶來深遠的正面影響。植本和全植食品富含養分和纖維，而且熱量和不健康的脂肪含量往往比傳統的同類食品❾更低，因而有益心臟健康和體重管理。若是執行得當，還能降低罹患某些慢性病的風險。然而，在規劃素食餐點時，一定要把功課做好，尤其是有關超加工食品的部分。

植本或全植飲食的壞處：注意垃圾素食

奉行全植飲食的人可能誤以爲所有全植產品都很營養（而且不是超加工食品），可惜眞相是許多全植產品都經過高度加工。全植餅乾和糕點、某些素肉或素料④和預先包裝好的食物，可能還是含有大量不健康的脂肪、糖分、鹽分和添加劑，因此它們也是超加工食品。全植產品之所以必須經過高度加工，其中一個原因在於一般食品常用雞蛋之類的材料來當黏稠劑（雞蛋不是超加工食品），要去除這些成分就必須加進別的東西，例如添加乳化劑，產品才不會解體（字面意思！）。

爲免營養不良⑤，營養的補充（或強化）對全植飲食來講也是必要的。如果你奉行嚴格的全植飲食，請注意以下事項：

---

❾舉例而言，傳統上是喝牛奶，但在植本或全植的飲食新潮流中，同類的替代品則為燕麥奶、杏仁茶或豆漿之類的植物性飲品。

④並非所有的素肉、素料都要避免，只是要更注意你從其他即食食品攝取的鹽分總量（目標是一天不超過6公克）。

⑤有關健康的全植飲食必須補充的養分，詳情請參閱英國全植協會（Vegan Society）官網等資料來源。（譯注：台灣讀者可參閱《補充特定營養素的全植物蔬食料理》或《蔬食營養聖經》等書。）

- **蛋白質**：建議餐餐選擇全穀、豆類（包括扁豆和鷹嘴豆等等）、豆腐和藜麥之類的食物。
- **維生素B12**：由於B12存在於動物性的食品中，選購早餐穀片時，看看成分表中有沒有維生素B12，以確認是不是營養強化的產品。此外也不妨考慮購買B12強化的營養酵母，可以撒在義大利麵、燉飯和湯品當中。可能也需要吃維生素B12補充錠。
- **鐵質**：植物性的鐵質（非血基質鐵）較不易於人體吸收，但在吃富含鐵質的食物時，搭配富含維生素C的食物即可促進吸收。只要在食物上擠一點檸檬汁，或在豆類菜餚中加一些番茄即可。
- **鈣質和維生素D**：營養強化的植物奶除了提供碘質以外，也提供了骨骼健康不可或缺的鈣質和維生素D。查看包裝背面，確認有沒有添加這些營養素（應該會列在營養成分表當中）。此外，購買豆腐時，確認一下營養成分表中有沒有「鈣質」這一項[10]。可能也需要額外再吃維生素D補充錠，尤其是在冬季的月份裡（生活在英國的人，從九月下旬到三月底都該考慮補充10mcg[11]的維生素D）。
- Omega-3**脂肪酸**：亞麻籽（又名胡麻籽）、奇亞籽和核桃都是植物性的Omega-3脂肪酸來源，可以加在早餐穀片或蔬果昔中。海藻成分的營養補充錠也有助補充Omega-3脂肪酸。

---

[10] 台灣市面上盒裝豆腐（包括板豆腐和細豆腐）的營養標示並無「鈣質」這一項，但據消基會調查，傳統的板豆腐鈣質含量較細豆腐高。

[11] 即每顆含有10微克（400國際單位）維生素D的補充錠，包裝上會有10mcg (400IU)的字樣。人體需靠日照生成維生素D，高緯度國家冬季日照不足，故需加強補充。

無論全植與否，有個幫生活「去加工」的好辦法，就是大部分都自己煮。如此一來，你就能掌握自己所用的食材和烹調方式，還能發現料理的樂趣！

該一週吃滿三十種蔬果嗎？

如果你對吃得健康很熱中，那麼你可能聽過一週要吃至少三十種蔬果的說法。這些食物自然都不是超加工食品，包括水果類、蔬菜類、全穀類、豆類、堅果類、種子類和辛香料在內。多樣化是飲食健康的關鍵，你能吃越多蔬果越好。但研究顯示，一週至少吃三十種不同的蔬果有助增加腸道菌叢的多樣性，進而有助腸道健康。腸道更健康也意味著整體健康狀況更好，包括在免疫系統和情緒方面，研究人員都看到了可能的好處。

三十種聽起來好像很多，但在均衡的飲食中其實很容易達到，因爲同樣的蔬果，顏色不同也算不同的種類（例如紅甜椒和黃甜椒算兩種）。撒一把南瓜籽、芝麻和葵瓜籽的綜合種子到你的燕麥粥裡，輕輕鬆鬆就又多了三種。每一份辛香料也算四分之一種蔬果，意思是在你的下一碗燕麥粥裡加肉桂和薑泥就又多了半種！

多蔬飲食爲我們提供了各式各樣有益的化合物，包括抗氧化物和改善消化功能、降低某些疾病罹患風險的膳食纖維。我們應以每天至少攝取30公克的膳食纖維爲目標，然而多數人吃的卻遠遠不足。

理論上，當我們一心要吃更多生鮮蔬果，留給超加工食品⑥的空間自然就會減少，對健康來講可謂是雙贏的做法。

為了我（和地球）的健康，必須厲行全植飲食嗎？

不，大可不必！但多蔬或以蔬食為主的飲食對你和地球都有好處。讓蔬食成為你家餐盤上的明星吧！不過要小心「健康的光環」，這是食品業用來轉移焦點的策略。為了影響你的購買習慣，食品業將你的注意力引導到食物的某個面向，讓你以為這件產品很「健康」，但事實上健康的主張不見得能反映在整件產品上。只因這件產品是植本或全植，不代表它就不是超加工食品。所以，你要去看營養成分表才能確定。

當你要負責全家人的飲食時

在照顧孩子的健康和飲食習慣上，父母或照顧者扮演著舉足輕重的角色，其中可能也牽涉到審慎評估一些很受歡迎的產品，像是年紀較大的孩子可能要求要喝的能量飲料。身為大人，以身作則很重要，

⑥研究人員曾觀察到某些疾病的風險因子提高和超加工食品食用量高有關，但新近的分析顯示，富含全穀和纖維而有益消化的超加工食品（包括早餐穀片和麵包），對這種負面的關聯不見得有顯著的影響。

我們自己就要多吃未加工的全食物。全家一起用餐的時光是樹立榜樣的好時機，關鍵在於從小教育孩子，並盡可能帶著他們一起參與料理的過程。然而，也不該灌輸孩子超加工食品（尤其是比較不營養的那種）就「不好」的觀念，而應該說非加工食品一般對人體有較多好處，所以要少吃超加工、常吃非加工。

超加工食品的課題可能是許多父母焦慮的來源，尤其當孩子來到難搞的階段，再加上有食物過敏的話。只要記住飲食不是只有一種正確的方式，重點是孩子大部分時候吃的主要是什麼。鼓勵孩子每日五蔬果（天天一彩虹！），用這本書提供的資訊，一頓一頓來解決全家的三餐。如有什麼特定的問題，可以請醫生推薦營養師給你，或諮詢專攻兒童營養學的專家⓬。

我跟一家值得信賴的嬰幼兒食品知名品牌聊過。他們家的產品，我個人是多年常客。關於超加工食品，他們的說法和這本書的觀點不謀而合：

> 我們致力於用有機來源、營養豐富的食材製造高品質的兒童食品，為家長提供多樣化的選擇。我們的食品都是專為嬰幼兒量身打造，並經過精密的檢驗，以確保符合安全與營養的嚴格標準。
>
> 近來媒體有關超加工食品的消息和報導，乃源自新式食品分類法所設下的定義。然而，根據敝公司自行對這套分類法所做的研究和深入分析，我們認為相關報導

⓬在台灣可至各大醫院掛營養諮詢門診。

對消費者有誤導之嫌。因爲從營養的角度來看，新式食品分類法並不符合任何合理的標準。並非所有超加工食品都不健康，全麥吐司、低糖優格、全穀早餐穀片、茄汁焗豆等超加工食品也能作爲健康飲食的一部分。不可單憑加工程度就將某類食品妖魔化，這一點很重要。

我們贊成在幼年期養成符合公共衛生建議的良好飲食習慣，並致力於製造對嬰幼兒富有營養價值的食品。敝公司所有產品都列明所有的成分和營養價值，讓顧客可以在知情的狀況下做出清楚的決定。

近來的研究已經顯示能量飲料的不良影響，包括焦慮、壓力和生理健康方面的疑慮，因此這類飲品不該給兒童或青少年飲用。相較於碳酸飲料，無添加糖的濃縮果汁加氣泡水是較為健康的選擇。

本章要點

- 超加工食品的存在有很多理由，包括易於保存和方便食用。
- 超加工食品不盡然不好，一件產品整體的營養價值很重要。為了在知情的狀況下決定自己要多常吃某種食品，一定要詳閱營養成分表。
- 吃得健康不是要你再也不碰甜甜圈，而是要適量享用超加工食品。
- 遵循無加工食品的飲食法是有可能的，但要落實到什麼地步取決於你。我個人提倡80/20法則。無論生活給你什麼挑戰，本書會為你提供不同的選擇。
- 無需為了健康遵循全植飲食法，但多吃蔬菜確實對健康和地球都有益。
- 為人父母者請在用餐時以身作則，為孩子示範人和食物之間健康的關係。要達到這個目標，你可以避免為食物染上道德色彩（例如不要貼上「好」和「壞」的標籤），並在用餐時間吃各式各樣的全食物。

第 2 章

本書架構與綱要

既然已經討論過超加工食品是什麼、爲什麼存在和其他的一些眉眉角角，我們就可以來了解減少食用超加工食品的具體辦法了。

食物的選擇可以讓你更接近或更遠離健康的目標，本書會教你如何把握每次進食的機會做出明智的選擇。在超加工食品的減量計畫中，兼顧目前飲食的質與量很重要，此外也要看看哪些部分可以輕鬆轉換成「非」超加工食品（亦即未加工和低度加工的食品）。我們要學會辨認有什麼超加工食品偷偷潛入了日常飲食中，並分清楚哪些比較有營養。在努力減少超加工食品的總攝取量時，每一件食品的選擇都很重要，但不要錯過生活中的小確幸也很重要。本書的目標是要讓你可以享受所有的美食，尤其是社交上的吃吃喝喝。

所以，展開你的健康轉型計畫吧。不要一口氣囫圇吞棗看完全書，試著慢慢消化，並一一實踐書中的實用技巧。我們一起一餐一餐來解決，持之以恆的小小改變（養成習慣）會帶來大大的成效。先從零食和飲料開始，接著再解決早餐和午餐，最後來到晚餐（現在先不談晚餐到底該叫dinner還是tea，但我是土生土長的北方人❶！）。爲什麼要從零食和飲料開始？依我之見，這兩者是最容易著手的地方。

---

❶英國北方人習慣將晚餐稱之為tea，南方人則習慣將晚餐稱之為dinner，作者故出此語。

也因爲我們很常吃零食、喝飲料，所以從這裡改變起可以收到很大的成效。關鍵在於讓你覺得自己的努力有成效，因爲成功生信心，有了信心也就有了繼續改變的動力。

請記得這套計畫本來就是有彈性的，所以，如果午餐是你的首要考量，你大可先跳到這個部分。然而，我強烈建議你改天一定要讀遍整本書，因為說不定會挖到意料之外的知識寶藏！為了為第一個月的成功做好準備，接下來的第三章必讀。第一章的概述有助了解超加工食品「是什麼」又「為什麼」存在，你要明白背後的道理才能堅持不懈，所以這一章也是必讀。如果你還沒讀過，請務必回頭讀一下。

本書會以一星期一餐的方式帶領你，每一餐則會涵蓋：

- **超加工食品實例**：比較養分高和養分低的超加工食品，也比較一下「非」超加工食品的替代選項。
- **這一餐常涉及的超加工食品問題**：用料理策略和餐點建議，幫助你減少超加工食品的食用量。
- **布置訣竅**：如何布置廚房或用餐空間，讓你更容易做出健康的選擇。
- **五步驟檢查表**：幫助你訂下當週目標、確認自己沒有偏離軌道，也看看目前的進展如何。
- **健康食譜**：讓你可以享受簡單、美味又符合當週重點的菜餚。
- **那一餐的一週計畫表及健康建議**：你可以隨意爲自己打造專屬

的計畫表，或納入自己的健康食譜。不要一口氣加進太多的新食譜，因爲你可能會覺得吃不消。從每週頂多嘗試一至兩道新菜色開始，然後再逐步增加。

輪班工作者如何實施這套計畫

如果你的工作需要輪班，用餐時間的安排可能是個問題，但除了少吃一點超加工食品之外，還是有可能建立起井然有序的規律。參見下列範例，看看值日班和值夜班的日子裡，用餐時間有什麼變化。吃正餐和吃零食的時間當然可依個人需求來調整。

日班範例

早上6點	起床喝杯水
早上7點	早餐
上午10點	上午點心
中午12點	午餐
下午3點	下午點心
傍晚6點	晚餐
晚上7點或8點	甜點、宵夜或飲料（本餐可略）

夜班範例

下午5點	起床喝杯水
傍晚6點	晚餐或「早餐」
晚上9點	第一頓零食
晚上11點	「午餐」
凌晨2點	第二頓零食
凌晨5點	早餐或「晚餐」
早上6點或7點	甜點、「宵夜」或飲料（本餐可略）

如果你的工作或生活模式無法按照一般常態的作息，在展開飲食改變計畫前，不妨想想用餐時間的問題。對你和你的生活模式而言，什麼樣的用餐時間最恰當？

第 3 章

準備工作——食前準備計畫

歡迎來到減少超加工食品（尤其是比較不營養的那些）總攝取量之旅的第一步：做準備。俗話說：「不做好準備就準備失敗吧。」說到改變飲食習慣，這句俗話可謂眞理。但是別擔心，本章的四週計畫（第五週可略）會一步一步指引你前進。

我們要先從一點心理學開始，因爲如你所知，人類是很複雜的生物。要想改變習慣，可不是別人叫你改你就改這麼簡單。明白我們「爲什麼」吃，就跟明白我們吃的「是什麼」一樣重要。

為什麼就算對我們不好也要吃超加工食品？

包括超加工食品在內，我們吃東西有很多的理由。在我的診所中面對個案時，我通常將這些理由分成三種飢渴類型：大腦型飢渴、心靈型飢渴和腸胃型飢渴。本章接下來就會用這些詞彙來談我們的飲食日記。

大腦型飢渴

食品行銷是很聰明的，周遭的「飲食環境」可能誘惑我們一直去想、一直想吃某種食物。大腦型飢渴往往是透過眼睛或視覺上的訊號，引發你對任一種食物的渴望，例如當你看到麵包店裡剛出爐的麵包，或當你在滑社群媒體時看到誘人的食物美照。打開食品包裝的聲音也會引發大腦型飢渴，例如當你的朋友打開一包洋芋片，吃得咔滋咔滋響。聞到食物的味道也會，這就是爲什麼有些超市故意將烘焙食品的香味朝不疑有他的消費者吹送！

這一類型的飢渴往往來得突然，而且必須立刻得到滿足，儘管買來吃了之後你只覺得很空虛。你可能也會發覺自己養成了對特定某種食物的慾望。當然，多多嚐鮮是好事，畢竟多樣化是生活的調味料。然而，依我們渴望的是哪種食物而定，這份渴望對荷包和健康來講恐怕都代價不菲！

心靈型飢渴

心靈型飢渴是情緒激發或引起的，好情緒、壞情緒都有可能，所謂開心也吃、不開心也吃。大吃大喝可以（暫時）岔開不愉快的情緒，爲我們提供立即的安慰。食物作爲紓解情緒的一種工具，被稱之爲「情緒的安撫奶嘴」也不爲過。時不時用食物來犒賞自己或振作情緒不見得是壞事，但如果吃東西變成你唯一或主要的應對機制，那可就不妙了。

如果情緒化的吃吃喝喝變成常態，就容易形成不健康的循環。眞實的感受或問題的癥結未獲處理，靠吃喝來緩和情緒反而導致更嚴重的情緒問題。舉例而言，你因爲無聊、生悶氣或沮喪吃了一包餅乾，事後又因爲亂吃零食而更沮喪，甚或產生罪惡感①。

①如有情緒化飲食惡性循環的狀況，請找你的全科醫生（GP）或飲食失調慈善機構「戰勝」（BEAT）聊聊。

腸胃型飢渴

腸胃型的飢渴比較具體，我們會有來自身體的飢餓反應，包括肚子咕嚕咕嚕叫、有「肚子餓」的感覺，甚至會覺得疲倦、頭昏或煩躁。相較於「大腦型飢渴」，腸胃型飢渴是逐漸累積而來，直到我們再次進食爲止；相較於「心靈型飢渴」，吃飽喝足並不是我們用來尋求情緒安慰的辦法。

我們需要食物帶來的能量和養分，所以，滿足腸胃型的飢渴、不要拖到「太晚」才吃飯很重要。如果等到飢腸轆轆再來吃東西，可能會導致我們飲食過量，而來到另一個極端──吃太飽或吃太撐。注意自己的腸胃型飢渴對加工程度表（容後再述）上的不同食品有什麼反應，有助避免落入太餓或太撐的極端。此外，從早到晚都要注意補充水分。

現在，我們先來看看如何處理大腦型、心靈型和腸胃型的飢渴。

停下來想一想。想想你之所以吃某種食物的原因。昨天吃了什麼？你的飲食習慣中有沒有任何勾起食慾的導火線？是跟周遭的飲食環境有關，還是跟社群媒體、你的情緒或不規律的飲食模式（包括吃得不夠，接下來又餓得受不了）有關？

如何處理不同類型的飢渴？

現在，我們就來看看要如何著手處理大腦型、心靈型和腸胃型的飢渴。

大腦型飢渴：檢視環境誘因

想節制我們對（較不營養的）超加工食品的食慾，其中一個訣竅是減少環境誘因。先從取消追蹤引發食慾的社群媒體頁面開始（如果你有在追蹤的話），想想你每天都受到什麼誘惑——例如需不需要換一條上班路線，免得聞到麵包店傳來的酥皮肉捲香氣？每週的超市採買要不要改到線上，或是準備好購物清單，免得現場看到五顏六色的鮮豔包裝就想買？你也可以採取一些具體措施，刺激自己產生更健康的食慾，或做出更有意識的選擇——例如在視線所及的地方放更多蔬菜和水果（隨時準備一碗綜合生菜放在冰箱），讓健康的選擇變成唾手可及的選擇。這一點稍後會再詳談。

讓我們採取行動吧，將你對超加工食品的大腦型飢渴和慾望拆成五個步驟來處理，可能會有幫助：

一、**找出誘因**：有什麼特定的環境誘因或時空誘因嗎？例如在你最愛的電視節目開始時、當你在滑社群媒體的美食頁面時。注意一下你對超加工食品的慾望是在什麼時候、什麼地方產生的。

二、**擬定計畫**：一旦辨認出誘因，就用肯定句（而非否定句）訂一個替代計畫來打破習慣。例如：「我要在下午3點吃一頓營養均衡的點心（像是水果優格撒上堅果、淋一點蜂蜜）」，而非「今天下午不要再吃餅乾了」。

三、**轉移注意力**：改變環境和景物有助抑制無謂的食慾，把注意力放在別的地方也會有幫助，不管是去散散步、泡個澡，還是做做手工藝都可以。

四、去除視覺刺激：如果你和別人住在一起，又想減少自己對某些食物的食用量（例如少吃一點比較沒營養的超加工食品），不妨嘗試將那些東西收到看不見的地方，例如裝進不透明的保鮮盒，再塞到餐櫃／冰箱的最裡面，或是把本來放在快煮壺旁邊的餅乾盒換個位置。將你想要引誘自己去吃的東西放在餐櫃／冰箱最前面的地方，讓你一進廚房就很容易拿到。

五、學習正念飲食法：正念飲食法幫助你培養對吃的自覺，讓你能夠覺察自己受到了哪些生理暗示、心理暗示，以及你對食物有什麼感受。細細品嚐一道美食可以為我們創造餘味無窮的用餐經驗。絕大部分的正餐和零食、點心都能用心品味的話，你對所有食物（而不只是那些高糖、高脂肪的超加工食品）的享受度都會提升，如此一來也會對心靈型的飢渴有幫助。

心靈型飢渴：練習正念

說到情緒化的飲食，練習正念會有幫助。在吃之前和吃的過程中，好好欣賞食物的色香味——所有的食物皆然，不管是不是超加工食品。試著專心吃東西，不要邊吃邊看電視或講電話。細嚼慢嚥，注意自己的心情和飢餓及飽足程度的變化。

有個提升正念覺察的辦法，是在產生強烈感受的當下問問自己真正需要的是什麼。說到情緒化的飲食，「如果……那就」的腦力激盪策略會有幫助，亦即當你產生負面或不愉快的情緒時，拿出紙筆坐下來，寫下內心深處真實的感受，並寫下（除了食物以外）可能的應對策略，例如：「如果我很寂寞，那就打電話給朋友聊聊天」，或「如果我很生氣，那就到外面去練習深呼吸」（有個簡單的呼吸練習叫做「4-7-8呼吸法」，做法是吸氣4秒、憋氣7秒，再吐氣8秒）。

決定要吃什麼之前，先用一點時間做呼吸練習。短時間的吸氣搭配長時間的呼氣可以刺激副交感神經，幫助我們冷靜下來。練習個15到20分鐘之後，你可能就會發現大腦型和心靈型的飢渴漸漸平息了，相形之下，腸胃型的飢渴歷經這段時間只會越來越強烈。

腸胃型飢渴：飲食要有規律、有秩序

人體喜歡例行性和規律性，所以，請試著保持一套適合你的飲食作息。不同的人有不同的生活模式，也對食物有不同的反應，因此並沒有一體適用的三餐作息表。有些人覺得一天固定吃三餐就好，有些人則需在正餐之間穿插點心時間。有些人覺得不吃早餐有助達到自己追求的健康目標，但我一般鼓勵大家以一日三頓正餐爲基準，必要時也可以穿插點心。身體習慣這套飲食模式之後，盡量不要有誤餐的情形發生，否則可能導致腸胃型的飢餓過度，進而導致自己去吃計畫之外的超加工食品。

含有全穀類、蛋白質和蔬菜類的飲食可讓你保持飽足感，從早到晚適量補充水分也會有幫助。我們應以每天至少喝6到8杯水爲目標。

要有耐心多試試不同的方法和技巧。無論是大腦型、心靈型，還是腸胃型，如果你還是很難解決某一類型的飢渴，那就找營養師或合格的營養專家聊聊，尋求更專業的協助。

開始寫食物日記

想釐清自己需要做出哪些改變，審視一下確切的情況會有幫助。說到一日三餐，食物日記有助你扮演「飲食偵探」的角色。寫日記沒有什麼非遵守不可的規矩，有些人喜歡用規劃好的電子範本，有些人偏好手寫紙本日記。我的一位個案每個月會寫一星期的食物日記，只爲看看自己大致上吃了什麼，以此爲自己的飲食負起責任。

寫食物日記爲什麼有幫助？

- 食物日記幫助你蒐集資料，了解自己的飲食習慣，提升你對爲什麼吃、誘惑何在等進食原因的自覺。
- 寫食物日記需要用心對待進食的狀況。包括分量、當下的感受和任何額外的細節在內，透過記錄自己在什麼時間吃了什麼、喝了什麼，你可以對自己的習慣有更深入的觀察。
- 食物日記讓吃喝的舉動更切合身體的飢餓訊號和飽足訊號，也讓你分清楚哪些食物和餐點會帶給你飽足感，哪些不會。

如何發揮食物日記的最大效益

- 記錄吃了什麼、喝了什麼，以及吃喝的時間——你的飲食有規律嗎？

- 記錄用餐的地點和速度——你吃飯專不專心？
- 想想自己爲什麼吃這個東西——事前與事後的心情如何？
- 先不用刻意做出改變，只要保持觀察的好奇心就好。
- 誠實記錄自己的飲食習慣，才能從中學到東西、找出想要改變的地方。切記沒人在對你指指點點。這是你認識自己的機會！

如何開始寫三至七天的食物日記，其中至少包括一天的週末

直接就開始記錄接下來三到七天吃的食物和喝的飲料吧。時間的長短沒有對錯，但資料當然越多越好。你可以挑選適合自己的方式記錄一日飲食，或者就複製下表來幫忙你做紀錄。

如下表星期一的範例所示，請務必寫下進食的時間、所吃的食物，乃至任何伴隨而來的想法或感受。

	星期一	星期二～星期天
早餐	早上7點：在家吃蜂蜜莓果燕麥粥，餐前餐後的感覺都很好（腸胃型飢渴）。	
上午點心	上午11點：公司開會時吃了四片餅乾（超加工食品），本來沒打算要吃的，但敵不過大腦型的飢渴。	

	星期一	星期二～星期天
午餐	下午1點：帶了雞肉沙拉墨西哥捲和一盒優格到辦公室，在辦公桌前速速解決，餐後從販賣機買了一包洋芋片（超加工食品）來吃。	
下午點心	下午4點：帶了一顆蘋果去吃，但不想吃蘋果，改成喝了一杯拿鐵。	
晚餐	晚上8點：加班晚回家，所以只吃了微波加熱的千層麵（很方便的超加工食品），外加自己做的沙拉。	
宵夜	晚上9點：壓力大（心靈型飢渴），就吃了週末吃剩的冰淇淋（超加工食品）。	
飲料	三杯水 兩杯咖啡（加奶不加糖） 下午喝了一罐健怡可樂（超加工食品）	

先不用擔心你該拿蒐集來的資料怎麼辦。進行到後續幾週時，就用第一週當成參考基準。在思考要做哪些改變時，也可以把第一週視爲有用的資料。我們沒有要一口氣解決所有問題（差遠了！），因爲這份四週計畫的設計本來就是要一步一步、一週一週，帶領你逐一解決每一頓的正餐和點心。

你知道多數人在報告自己吃了什麼的時候都會漏報嗎？有時這是因為忘記了，或因為吃得心不在焉——我們是真的會把一些隨手拿來吃的小東西忘得一乾二淨，例如在等水煮開時吃了一片餅乾，或邊煮飯邊吃了一片起司。在完成你的三至七天食物日記時，試著用文字捕捉你吃進去的一切，包括這些微不足道的進食時刻在內。

重新布置廚房的方法和原因

隨著一週一週進行下去，我會提供一些規劃用餐空間的實用訣竅和錦囊妙計，這麼做有兩個目的：

一、**把健康的選擇變簡單**：如果水果已經洗好放在流理臺上的水果碗裡，要拿來吃就變得很容易。如果紅蘿蔔已經切好放在冰箱裡的鷹嘴豆泥旁邊，拿紅蘿蔔去沾鷹嘴豆泥吃也就變得很容易。這麼做的用意是盡可能把吃「非」超加工食品變簡單。

二、**創造「暫停點」**：暫停點是讓你停下來想一想接下來要做的飲食決定的時刻。創造暫停點很簡單，例如將餅乾盒挪到櫃子上不易拿取的地方就是一個辦法。這麼做的用意在於降低一不小心就吃了超加工食品的頻率。

如果你迫不及待想開始了，先看看你家廚房目前的狀況，花10到15分鐘用下列訣竅移動食物的位置：

- **整理冰箱**：視線是關鍵。較不營養的超加工食品要放在視線下方，事先切好的水果、蔬菜棒和健康的沾醬等較有營養的食物則要正對著你的視線。但食安的考量也很重要，所以生肉類要放在最下層❶。吃剩的甜點（例如布朗尼或蛋糕）蓋起來，放在視線不及之處。如此一來，到了上午想吃個點心的時候，你想到的就不會是蛋糕，而是小黃瓜沾希臘優格醬❷。
- **整理餐櫃**：移動早餐穀片的位置，燕麥片和高纖全穀片等較爲健康的選擇放在前面和中間，較不健康的選擇（糖霜玉米片、可可球、可可脆片之類的）和超加工食品收到後面。糖果、洋芋片等較不營養的超加工零食，務必放在不易拿取的抽屜或餐櫃中。
- **整理流理臺**：如同整理冰箱的視線原則，在流理臺上放一個水果碗，外加一個用來打精力湯的果汁機。其他食物全部收進抽屜或餐櫃裡。

---

❶生肉放在冰箱的中上層有可能流出血水汙染其他食物，故需放在最下層。

❷希臘優格醬（tzatziki）的做法是用小黃瓜絲、蒜泥、鹽巴、橄欖油、檸檬汁、蒔蘿、薄荷葉及希臘優格拌在一起，傳統上用來沾麵包、酥炸茄子片或炙烤櫛瓜片。

檢視家中廚房已有的食物

在展開超加工食品四週減量計畫之前，盤點一下家中廚房現有的食材和食品，有助你決定未來採買時要如何做出更明智的抉擇。別忘了，這四週只是一段歷程而已。我明白在現今各類食物中摸索可能產生的困惑，所以我也附了一份總表，可在第264頁找到。

附錄二的總表根據第一章概述所說的加工程度和營養價值，將食物分成四大類。在打造一個正餐、零食、飲料的選項應有盡有的健康廚房時，這份總表可以發揮路線圖的功能，爲你指引方向。

第一類和第二類代表「未加工」和「低度加工」食品，這兩大類指的是盡可能接近天然狀態的食物，從新鮮蔬果、冷凍蔬果到馬鈴薯、全穀米和精瘦蛋白質不等。這些食物提供了最多的養分，卻沒有不必要的添加劑，應該占去冰箱和餐櫃大部分的空間。

相形之下，第三類和第四類食品經過較多的加工。技術上而言，這兩大類都算超加工食品，我依營養價值分成兩類，第三類比第四類有營養（根據它們的宏量營養素和微量營養素含量而定），第四類往往含有添加糖、不健康的脂肪，或在加工和製造的過程中用了添加劑。只要注意食用，所有的超加工食品（尤其較有營養的那些）都還是可以構成均衡飲食的一部分，但第四類代表的是我們在買回家之前要停下來想一想的食物——有沒有更營養或「非加工食品」的替代選項呢？

用哪一種油最好？

對任何一個會在家開伙的人來講，油是餐櫃裡常見的備品。在英國，油品一般被視為「非」超加工食品。至於如何選擇料理油，研究顯示橄欖油和菜籽油（在英國市面上常標示為蔬菜油）是最佳選擇，因為它們的不飽和脂肪含量高。標籤上通常會說明這款油品適合低溫（用來當沙拉和義大利麵的淋醬）或高溫（用來炒菜）。一般而言，這些都是冷壓油，顏色顯得較深或較綠，熱穩定性不如顏色較黃的精製油。

食品標籤怎麼看？

看食品標籤有助分辨超加工食品（較有營養和較不營養的類型皆然），剛開始可能會覺得看不太懂，尤其不同的廠牌會用不同的方式去凸顯某些營養素，但無論是現場採買，還是線上採購，看食品標籤時有幾個重點可多加考量。

成分表

我總說：「成分表從不說謊。」這是眞的。每當有人問我：「這件（包裝）食品健康嗎？」我做的第一件事就是翻來翻去查看成分表，好知道裡面實際有什麼。成分表是按重量來羅列成分，所以，一件包裝食品最主要的成分一定列在最前面。以湯品爲例，我會檢查是不是蔬菜類、豆類（包括扁豆）或雞肉等食物排在前面，調味料則排在比較後面（因爲用來調味的成分少）。如果糖分排在很前面，例如在一包糖果的成分表上看到的那樣，那你在購買前就要三思了，因爲糖分除了熱量以外什麼也沒有，所以你買的就只是熱量而已（喔，還會害你蛀牙）。

常見的過敏原則會用粗體寫在成分表上，有些麵包店會用大寫，例如WHEAT（含小麥）和MILK（含奶）。這是英國近年來的改變，有了這個新的做法，消費者可以更容易從標籤上找出過敏原。

要分辨是不是超加工食品，成分表很長可能就是一條線索。注意看這件食品是不是含有加工過程所用的添加劑，包括乳化劑②、防腐劑（應有清楚標示，可能包含「苯甲酸鈉」和「硝酸鈉」）、人工色素、增味劑，乃至於像是「修飾澱粉」和「玉米糖膠」之類的增稠劑。

但切記並非所有超加工食品都能一概而論，重點是這件產品還提供了其他哪些成分和養分。此外，食用這件產品的分量和頻率也很重要。

紅綠燈標籤

英國用紅黃綠三色來標示營養資訊，一目了然地告訴你這件食品的脂肪（包括我們應該少吃的飽和脂肪）、糖分和鹽分含量的高、中、低。紅色代表含量高，黃色代表中等，綠色代表含量低。原則上，我們應該多吃綠色標籤的食品，少吃紅色標籤的食品。

---

②有關乳化劑，詳見附錄一（第262頁）。

如果一件食品的脂肪、糖分或鹽分含量高，那可能就表示它的熱量很高，也就表示它有可能是能量密度較高、營養含量較低的超加工食品。高脂肪的產品尤其如此，因爲比起碳水化合物（和糖）及蛋白質，脂肪每公克所含的熱量高了兩倍多（每公克9卡路里對每公克4卡路里）。

但紅綠燈標籤沒說產品中的糖分是天然糖或添加糖，也沒說這件產品是不是超加工食品——只有成分表會告訴你。舉例而言，番茄和椰棗含有天然的果糖，這兩者是全食物（而非超加工食品）。如前所述，想知道自己會吃下什麼，最好的辦法就是查看成分表。

高鹽的食品包括鹽味堅果、洋芋片、微波食品、速食、某些湯品和加工肉品。一日的鹽分攝取量應以低於6公克（滿滿一小匙）爲目標，但別忘了我們所吃的鹽分有75%已經在食物裡了，其中許多是超加工食品。

營養標示

在比較兩件食品時，營養標示（表中的數字）很有用。我會建議用「每100公克」那一欄來比，例如比較每100公克的蛋白質含量、纖維含量或含鹽量，依你的營養目標而定——蛋白質和纖維含量高的食物比較有飽足感，含鹽量低則對高血壓的人比較好。

營養聲明

產品上如有營養聲明，看一下也會很有用。舉例而言，這東西是不是高蛋白、有沒有一日五份中的一份（一日應該要吃至少五份蔬果，一份是指80公克）、是不是無麩質（如果你對麩質過敏就要注意）、適不適合全植主義者或素食者，一眼就能從營養聲明上知道，懂得去看就會對你有幫助。通常超加工食品才會有營養聲明，但非超加工食品也可能有，例如核桃的包裝正面往往會標明「高纖」。

那超加工食品的卡路里呢？需要注意什麼？

食物的卡路里（亦即熱量），是用一種叫做「彈卡計」（bomb calorimeter）的東西來計算的。彈卡計的水溫升高多少，就代表這件食物含有多少熱量。但卡路里的有效攝取量（caloric availability，即我們所消化、吸收和代謝的熱量）則依許多因素而定。蛋白質和纖維質這兩種營養素消化較慢，意思是比起單純的碳水化合物和脂肪，人體要用更多熱量來消化蛋白質和纖維質。

而這又代表兩件事情：一、看包裝背面標示的卡路里含量可能不準（誤差可能高達20%）；二、食品的加工程度越高，我們從中攝取的熱量就越多。比較一下杏仁（富含健康的脂肪，也含有一些蛋白質和纖維質）和巧克力棒就知道了，這兩者的卡路里含量可能不相上下，但巧克力棒的熱量更易於被人體吸收，因爲巧克力棒經過高度加工，糖分含量也較高。

體重在熱量不足（亦即消耗的熱量大過攝取的熱量）的情況下會減輕，但這樣不見得比較健康。舉例而言，如果吃了1500卡缺乏維生素、礦物質、纖維質和蛋白質的超加工食品，雖然體重會減輕，但可能危害健康，體力也會受損。

說到卡路里，我們要想的是食物的質，而非食物的量。所以，雖然計算卡路里是某些人用來快速減肥的辦法，但我們更應考慮：

- 一日五蔬果（每天吃80公克×5份的水果和蔬菜）。
- 按每日建議量攝取足夠的膳食纖維（一天30公克）。

- 提高非超加工食品的蛋白質攝取量（動物性來源和植物性來源皆可，依個人的飲食偏好而定），維持飽足感。
- 飲食中脂肪的攝取以不飽和脂肪爲主。
- 飲食中也要包含自己愛吃、吃了心情好的食物，適量即可！
- 整體少吃一點超加工食品。

維生素是超加工食品嗎？

維生素被歸類為營養補充劑，所以不算超加工食品。雖然不清楚你個人的情況，但一般而言，大部分的營養素應該從我們所吃的食物中就能攝取到，唯一的例外是冬天要補充的10mcg維生素D。如果你懷有身孕、正在餵母乳或容易缺乏維生素D，則全年都要補充。如果你奉行全植的生活方式，你可能要考慮服用的補充劑主要有鈣、碘、維生素B12、Omega-3（以海藻提煉的為主），以及鐵和硒。懷孕前和孕期中也應該補充葉酸（通常是400mcg的補充錠）。維生素和礦物質補充錠不能取代健康均衡的飲食，因為它們無法提供纖維或其他的植化素（健康的植物生化素）。

加工和超加工食品闢謠專區

在展開你的四週計畫之前，我覺得最好爲最常見的一些加工和超加工食品破除一下迷思。就讓我們來釐清近期我從傳統媒體和社群媒體看到的一些雜訊吧。

食品／飲料	常見迷思	真相
杏仁醬	比花生醬健康多了	杏仁醬和花生醬的卡路里、不飽和脂肪、蛋白質和纖維質含量都差不多。由於脂肪含量的緣故，兩者相對都該節制食用。最好挑選無添加鹽分或糖分的商品。多數堅果類的抹醬都不算超加工食品。
椰子油	是比其他油品都健康的超級食物	椰子油的飽和脂肪含量很高，對健康來講比較不好（不飽和脂肪較優）。可適量使用，但不見得比橄欖油等其他油品健康。絕不建議直接吃一匙椰子油或加到咖啡裡！留著煮咖哩的時候用吧，而且少量使用就好。油品通常不算超加工食品。

食品／飲料	常見迷思	真相
健怡可樂／無糖碳酸飲料	就跟一般的含糖飲料一樣對健康不好	相較於一般同類型的飲品，健怡碳酸飲料不含糖分，所以對預防高血糖來講比較好。如前所述，健怡飲料所用的甜味劑食用起來很安全，但健怡飲料絕非「養生飲品」，對牙齒也沒有好處。水（包括氣泡水）、無添加糖的果汁和茶是較好的選擇，儘管有時你對飲料的選擇需視社交場合而定。別忘了，重點是飲用的頻率，無需謝絕所有的超加工飲品。
冷凍蔬菜	養分比新鮮蔬菜少	冷凍蔬菜屬於低度加工食品，並且是在最成熟的巔峰期採收、冷凍，保留了營養價值。某些冷凍蔬菜甚至比歷經長途運輸和長期儲藏的新鮮蔬菜還營養。同樣的道理也適用於冷凍水果。
無麩質食品	對每一個人來說都比較健康	預先包裝好的無麩質食品幾乎全都是超加工食品（因為麩質是一種蛋白質，發揮著天然黏稠劑的功能，所以無麩質食品一定要添加別的東西來替代），只有麥麩不耐症（乳糜瀉）患者或對麩質過敏的人才需要。如同全植食品，無麩質食品不見得比較健康，糖分和脂肪含量有時比含麩質的同類食品高。

食品／飲料	常見迷思	真相
烤穀麥	保證有益健康的早餐選擇	多數市售烤穀麥的問題在於它們是超加工食品，可能含有大量的添加糖和脂肪（油脂），這意味著「適量」是吃得健康又享受的關鍵。我個人較鼓勵個案將烤穀麥（自製的又更理想）撒在優格上吃，而不是當成早餐穀片來吃。有時間的話，自製烤穀麥總是比較好，因為你可以自己控制添加的糖量。如果想吃甜一點，你可以加一點椰棗、杏桃之類的果乾，連帶也增加了纖維和抗氧化物。
燕麥奶	成分表上的脂肪會引起發炎	燕麥奶是牛奶的替代飲品，但燕麥奶的蛋白質和礦物質含量較低，所以營養價值不如牛奶，除非是營養強化的產品（有機的植物奶就沒有強化營養）。不過，和一般大衆的迷思（及網路謠言）恰恰相反，在英國，燕麥奶當中的脂肪不會引起發炎，而且含量相對很少。選購牛奶替代品時，記得要查看標籤，確認一下有沒有強化鈣質，最好也要添加碘質，你才不會沒攝取到動物性乳製品含有的營養素（牛奶和白肉魚都有碘質）。

食品／飲料	常見迷思	真相
柳橙汁	是不惜一切代價都要避開的超加工飲品	事實上，100%純天然柳橙汁不是超加工飲品，而且，150毫升可算作一日五蔬果的其中一份（就算喝超過150毫升，也還是只算一份）。話雖如此，柳橙汁確實缺乏整顆柳橙含有的纖維，以至於很容易飲用過量。完整的水果有更多營養價值，包括可以長時間維持飽足感的纖維在內。但在我這本書當中，純天然的鮮榨果汁不是需要避開的超加工食品。
加工紅肉	是健康的蛋白質來源	加工紅肉確實能提供蛋白質，但鹽分和脂肪的含量往往也很高，吃太多會提升罹患腸癌（大腸直腸癌）的風險，因此英國國民保健署建議民眾一天不要吃超過70公克煮熟或加工的紅肉（或一週490公克）。 加工紅肉包括火腿、臘腸、香腸*和培根，這些往往也屬於超加工食品。我會建議混合攝取非超加工食品的植物性蛋白質和動物性蛋白質，例如較為健康的生鮮瘦肉、魚肉和豆類。

＊有些肉攤賣的香腸不算超加工食品，因為不含添加劑，但還是被視為加工紅肉。

食品／飲料	常見迷思	真相
用來代替一般餅乾、糖果和蛋糕的全植零食	因為是全植的，所以比較健康	全植不等於健康。全植的「垃圾食物」還是有可能被歸類為超加工食品，熱量、糖分、鹽分和不健康的脂肪含量也還是可能很高，此外也含有增添風味和口感的添加劑。如前所述，要小心「健康光環」。

為你的四週計畫定下方向

「爲什麼」要這麼做，是接下來所有決定的驅動力。在展開這個計畫之前，寫下你會從更健康的食物選擇和少吃超加工食品得到什麼好處，以及你想在一年內達到什麼目標——這叫做「具象化」。具象化有助保持動力。至於有什麼理由要少吃超加工食品，試舉例如下：

- 爲了改善腸道健康，減輕脹氣的問題（我要吃更多纖維才行）。
- 爲了減少外出時衝動購物的機會。
- 爲了達到一日五蔬果的目標（我要給有營養的食物更多空間）。
- 爲了保持一整天精神飽滿。

至於年度目標要怎麼寫，舉例如下：

我要成爲一個注重飲食的人，少碰超加工食品（尤其是比較不營養的那些），對自己感到滿意，有體力去運動，拿出最好的表現。

準備好了嗎？行動吧！

飲食失調症小叮嚀

如果你滿腦子都在為食物焦慮、很怕體重增加、覺得變胖很可恥，或有嚴重的挑食、暴食、躲起來吃東西等情形，不妨考慮尋求專業協助。人與食物的關係很複雜，我鼓勵有這些行為或念頭的人尋求協助。任何人都有可能罹患飲食失調症或飲食障礙症，及早注意到初期症狀很重要。「戰勝」（BEAT）是英國主要的飲食失調慈善機構，提供各式各樣的服務，包括熱線電話、醫療資源和線上互助團體。請跟你的醫生聊聊，或洽「戰勝」官網 www.beateatingdisorders.org.uk ❸。

❸在台灣可掛身心科飲食障礙門診。

第二部

減吃超加工食品
四週計畫

第 4 章

第一天——菜單規劃

在每週的第一天，撥一點時間安排接下來的一星期。按照之前定好的方向，想想你要在什麼時間吃什麼東西。

菜單規劃表有助於整理頭緒，讓你對自己（有計畫）的飲食狀況有清楚、全面的認知。

下頁的空白計畫表提供了一個讓你複製的樣板。雖然我在每一章的結尾都會舉例示範如何將某些食物、飲料和餐點納入計畫，但這份計畫表的設計是有彈性的，重點在於讓你掌握自己的營養攝取狀況。

你會看到每天都有兩頓點心，外加一份宵夜或餐後甜點。你可能不需要吃這些，這份表格只是預留備用空間。由於用餐時間要看你個人的狀況和日程而定，所以這份菜單計畫表上沒有寫明幾點幾分。我的建議是以身體向你發出的飢餓訊號和飽足訊號爲準，並以均衡爲重。

還有，請不要以爲每一餐都必須是新鮮現煮或滿桌山珍海味。你可以用大量備餐的方式，在一週當中重複使用煮好的食材。舉例而言，如果你燉了一大鍋健康的墨西哥辣肉醬，何不在某一晚用來拌飯，第二天則用來做焗烤馬鈴薯和沙拉？

現在就來規劃你的菜單吧。如果你比較想等第一週結束再來做這件事，那也沒問題。

	星期一	星期二	星期三	星期四	星期五	星期六	星期日
早餐							
上午點心							
午餐							
下午點心							
晚餐							
甜點／宵夜							
飲料							

第 5 章

第一週——零食與飲料

我們先從零食與飲料開始，因爲在我的診所，我常將這個部分視爲「帶來大成功的小勝利」，這是因爲要改變零食與飲料（相對）比較容易，但有鑑於一週當中吃零食、喝飲料的量，這個簡單的改變就能對整體飲食有很大的影響。不管是在家裡還是辦公室，超加工食品可能在你的零食櫃和零食抽屜裡占了很大的比重。所以，就讓我們先來解決零食的問題，再來解決飲料的問題。不爲什麼，只因我也愛吃美味的零食。

何謂零食？

牛津英語辭典對零食的定義是「正餐之間少量食用的食物」。吃零食常被認爲是一種壞習慣，但身爲一名營養師，我可是相當擁護（健康的）零食，因爲吃零食可以充飢解饞（如第三章所述），並有助控制血糖和熱量。好好挑選的話，零食不只能幫你達到一日五蔬果的目標，還能滿足膳食纖維的每日建議攝取量。

正餐之間安排點心時間不是壞事，尤其如果你吃完會用清水漱口的話（牙醫教我的），但零食吃不停又是另一回事了。所謂零食吃不停，指的是一天當中隨時隨地都在吃，很頻繁地這裡吃一點、那裡吃一點，每次進食之間只有很短的間隔，而且吃的人要麼沒印象吃了什麼，要麼吃的時間沒有計畫。反之，所謂的「點心時間」是有計畫、有目標的，有些人甚至會稱之爲「迷你餐」。

曾經有位個案參加了我的糖尿病飲食療程，她完成了一星期的食物日記，我沒有要求要看，只是請她藉由這份紀錄想想自己可以做出哪些改變。當我問她進展如何時，她說她覺得壓力很大。原來是因爲她一週七天、每天從早到晚零食吃不停，才會覺得壓力很大。她的進食時間沒有架構可言，而且她總覺自己吃得並不多。但結果證明，零食吃不停的人往往會比按時吃正餐和點心的人吃進更多卡路里和超加工食品，因爲東吃一點、西吃一點往往不太會有飽足感，因而導致飢餓訊號和飽足訊號失調，進而又導致一直要找東西吃的行爲更嚴重、進食的頻率更頻繁。

這個例子說明了正念飲食和建立飲食規律的重要性，但也說明了你應該要在餓的時候吃東西，而不只是出於習慣拿東西來吃。所以，飲食要如何正念呢？想想看，你去很貴的餐廳吃過高級料理嗎？這時你就不會狼吞虎嚥了吧！你會看著食物，好好欣賞一番，聞聞它的味道，每一口都細細品嚐。吃東西就該是這種態度！零食請以高纖、高蛋白的爲主（想想堅果、水果和優格），並將它們安排到你的一週計畫當中，你和食物的關係、你對自己的感受都會大不相同。

非超加工、較有營養和較不營養的超加工零食比一比

從超市到加油站，從便利商店到咖啡館，超加工零食無所不在。事實上，應該很難找到沒賣的地方吧！這不只是因爲它們的保存期限長，也因爲它們很好賣——不可否認，多數超加工零食都既方便又好吃。更糟的是較不營養和較有營養的超加工零食的比例——我都數不清有多少次，從這間診所到那間診所的途中，我想趁加油時順便買個相對健康的零食來吃（如果我自己忘記帶的話），卻只看到一排又一

排糖分爆表的零食，對能量和營養的攝取都沒有好處，更別提對牙齒的壞處了！

第一章概述中談過，食物可以依據加工程度和營養價值分級（如下表所示），要吃哪一欄的零食取決於你。但我猜如果你在讀一本教大家如何少吃超加工食品的書，那麼相較於右欄，你應該會想多吃一點左欄的零食。身爲營養師，我會建議以非超加工零食爲主，較有營養的超加工零食次之，較不營養的超加工零食則要少吃一些。

非超加工零食	較有營養或較少熱量的超加工零食	較不營養或熱量較高的超加工零食
用果乾、堅果、燕麥片和可可含量70%以上的原味黑巧克力*（可略）自製穀麥棒	（除了含有一般家中廚房沒有的添加劑以外）含有果乾、堅果或燕麥的市售穀麥棒	焦糖口味或牛奶口味的市售巧克力棒
成分只有全食物的市售能量球	黑巧克力杏仁果	硬糖
紅蘿蔔棒佐（自製或市售非超加工的）鷹嘴豆泥	主要成分為棗泥、腰果和杏仁的能量球	預先包裝好、保存期限很長、糖分很高的麵包、蛋糕、穀物棒
黑麥脆餅佐茅屋乳酪、小黃瓜沾堅果醬、燕麥餅鋪上切片香蕉或莓果	小包的爆米花（最好是無糖的）或香蕉脆片	洋芋片（多數都是超加工食品）

*黑巧克力的脂肪和糖分含量還是很高，宜節制食用。

如何在兩種超加工零食中做出選擇

我們就來比較看看「硬糖」和「黑巧克力杏仁果」這兩種超市裡普遍都有的超加工食品的成分和營養。

硬糖基本上什麼營養都沒有，因爲硬糖主要的成分就是糖。我查看我家附近超市賣的薄荷糖時，卻意外發現某些產品包裝上寫著：

> **超市薄荷糖成分：** 葡萄糖漿、砂糖、棕櫚油、脫脂煉乳、轉化糖漿、焦糖色素（普通焦糖）、無水奶油（奶香）、鹽、調味劑、乳化劑（卵磷脂）。

相較之下，同一家超市也有賣的、某知名「健康」品牌的黑巧克力杏仁果則含有：

> **黑巧克力杏仁果成分：** 黑巧克力（60%）〔可可塊、砂糖、可可脂、乳化劑（大豆卵磷脂）〕、天然香草精、杏仁（39%）、鹽、可可粉。

這兩個例子顯示出不同的加工零食可能有著天差地別的營養價值。黑巧克力杏仁果富含來自杏仁的健康脂肪、蛋白質和膳食纖維，還有來自可可的抗氧化物，因此比硬糖更能帶給你飽足感。所以，雖然自製非超加工零食總是最理想的選擇，但我還是很高興知道萬一手邊沒有自製的零食，肚子餓的時候仍有相對較好的選擇。

食物不只提供了卡路里和宏量營養素，成分表比營養標示更重要。食物的品質值得注重。

在繼續下去之前，讓我們也來比較一下標準的牛奶巧克力棒（超加工食品）和純黑巧克力（非超加工食品）。這麼做只是爲了鼓勵你拿自己愛吃的零食們比一比。

牛奶巧克力成分：牛奶、砂糖、可可脂、可可塊、植物油（棕櫚油、乳木果油）、乳化劑（E442、E476）、調味劑。

黑巧克力（70%可可）成分：可可塊、砂糖、可可脂、香草。

成分是依每件產品所含的分量來排列，分量最多的排第一。所以，你可以從這個例子中看到，黑巧克力只有四種成分，而且都是可以在自家廚房找到的東西。相形之下，牛奶巧克力棒有七種成分，其中有三種是一般人家裡不會看到的東西，包括油脂（棕櫚油和乳木果油）、乳化劑和調味劑。

我們無法明顯比較出哪一種巧克力棒是超加工食品、哪一種不是，所以，下次選購巧克力時，別忘了查看成分表。還有，盡量節制食用的分量和頻率總沒錯。多數時候都要選擇低糖、高纖的零食，或是透過果乾和堅果等形式，在巧克力當中加一些健康的脂肪和蛋白質，搭配成更健康的什錦果仁。

如果你不愛70%的黑巧克力，不妨嘗試逐漸提高你購買的巧克力的可可比例。許多標示為「黑巧克力」的巧克力棒一般都有50%的可可含量，可以當成一個很好的起點。

超加工零食有什麼常見的問題？

許多大家愛吃的超加工零食，例如糖果、巧克力棒、洋芋片和糕點，都缺乏人體必需的營養素、蛋白質和膳食纖維，也因此有沒有飽足的作用是很可疑的。意思是儘管這些東西很好吃，對人體的健康和心理的滿足卻沒有多大幫助，反而可能導致吃完不久又想吃東西。超加工零食吃起來方便又快速，意味著你有可能吃得心不在焉，沒有眞的意識到自己在做什麼。如果你也曾在辦公桌前吃東西，那麼，有多少次你開了最愛的超加工零食來吃，卻被工作分散了心思，不記得最後幾口是怎麼吃的就吃完了，也絲毫沒有滿足感？

但食物沒有「好」、「壞」，我以身爲一個務實的營養師自豪，而再也不碰巧克力棒和洋芋片（亦即較不營養的超加工食品），純粹就是不切實際的做法。這也是我爲什麼主張盡可能減量（至少80%的時間要吃健康的東西），並將大部分的零食換成健康的選擇。也就是說，在你規劃的餐點中，多數時候都要吃健康、營養、有飽足感的零食，但如果摻雜一些較有營養的超加工零食，那也沒關係，因爲最重要的是整體的飲食狀況。這就是80/20法則的美妙之處——當你80%都吃得很健康，就算有什麼「突發狀況」，你還是有因應的彈性，而不至於損害健康。例如萬一要去參加同事的慶生會，就算吃巧克力蛋糕在你那天的計畫之外，你還是可以吃一些、享受一下，對你訂下的健康目標不會造成影響，因爲其餘的飲食給了你這個空間。

只要專注在應該多吃的東西上，你自然就會少吃一點應該少吃的東西。也就是說，把心思都放在吃更多非超加工零食上，你留給那些惱人的、較不營養的超加工零食的空間自然就少了。

超加工零食還有一個問題是對環境的衝擊。這些零食的包裝一般都是拋棄式的塑膠製品，只用一次就直接進了垃圾堆。所以，選擇沒經過什麼加工的全食物對地球也比較好。許多較有營養的超加工食品品牌也較有環保意識，它們所用的包裝有許多是可以回收的紙製品。

點心時間少一點加工、多一點營養的要訣

想在點心時間少吃一些超加工食品有幾個重要的步驟，第一步就是先釐清這些東西出現的頻率，看看你的食物日記就可以知道，問問自己：是一週一次、一天一次，還是每小時就有一次？接下來則要看看這些零食都是在哪裡吃的，因爲這關係到你要做出什麼樣的改變。舉例而言，你大部分都是在家吃零食的嗎？若是如此，要不要檢視一下你家廚房？或者，你是在上班途中吃的嗎？要不要事先準備健康的零食帶出門？再或者，你是在上班時吃零食的嗎？若是如此，你可能需要重新安排一下放零食的地方（這一點我們會再談到）。

點心時間要如何少一點加工、多一點營養，以下是我的一些要訣，你可以考慮採納：

- **查看食品標籤：**如前所述，成分表從不說謊。請選擇以堅果、水果和燕麥爲主要成分的零食，因爲它們含有較多的纖維質、蛋白質和健康的脂肪。一般而言，成分越少越好，但成分表很長也不代表就不好。以全穀早餐麥片爲例，若是營養強化的麥片，成分表就會比較長，因爲多加了維生素和礦物質（詳見附錄一）。
- **想想蛋白質和生鮮農產品：**自己動手做的話，想想要如何在自製零食中加入蛋白質和纖維質的來源。這不只能增加養分和飽足感，也能提升滿足感，例如紅蘿蔔佐鷹嘴豆泥，或在優格中加入莓果。
- **加進每日五蔬果的其中一樣：**在診間，我總是請個案問問自己「零食中的顏色呢？」，並請他們至少加入一份蔬果，例如在燕麥餅上抹堅果醬，並鋪上切片香蕉。五顏六色代表著各式各樣的抗氧化物和多酚（健康的植化素）。
- **一勞永逸：**在家自製健康零食的時候，把食材的分量加倍，你就可以現在吃一份、第二天再吃一份。鷹嘴豆泥就是一個好例子，自製燕麥棒甚至可以一次做十倍的量（參見第95頁的免烤果乾燕麥棒食譜）。
- **投資幾個方便攜帶的保鮮盒和可重複使用的保鮮袋：**這些小道具可以提高你自製零食帶出門的意願，對環境也比較友善。
- **排定健康零食輪值表：**如果你是上班族，不妨邀幾位同事一起，每人每星期輪一天，負責帶健康的零食到辦公室。這麼做除了可以互相支持並提高責任感，也是發現新食譜和超加工零食健康品牌的好辦法。當你覺得受到支持，也會更容易改變習慣。

健康的非超加工零食提案

如果你打算減少點心時間的超加工食品食用量，那麼，在你的錦囊中備有一些未加工零食的提案就是個好主意。我列了十樣我的最愛如下。如果你要在外面待上大半天，這些零食多數都能裝在保鮮盒、保鮮袋或保冷袋裡帶來帶去，而且全部都能快速製作完畢。如果你有更多餘裕，不妨參考本單元最後的食譜，蒐集一些健康的好點子，包括自製能量球和可以一口氣做很多、需要時再拿來吃的燕麥棒。

一、**烤鷹嘴豆**：只要將罐頭鷹嘴豆洗淨、瀝乾、用你喜歡的香料和一點橄欖油調味，放進烤箱烤到酥脆即可（約烤25分鐘）。

二、**紅蘿蔔佐鷹嘴豆泥**：如果你要買現成的鷹嘴豆泥，請找成分最少的商品（僅供參考：包括水在內，一盒鷹嘴豆泥一般大約含有七種成分）。如果你想自製鷹嘴豆泥，請查閱本單元最後面的食譜。要選擇低脂或全脂的鷹嘴豆泥依個人而定，就看哪一種讓你更有滿足感。

三、**切片蘋果配乳酪**：誰不愛這個爽脆多汁又乳香濃郁的組合?!我一般建議每份用30公克左右的乳酪（約一個火柴盒大小）❶。

---

❶台灣市售乳酪多為加工程度較高的起司片，英國市售乳酪多為加工程度較低的塊狀乾酪，作者此處所謂「一個火柴盒大小」即是以塊狀乾酪而言。塊狀乾酪在台灣可於家樂福、好市多等外商超市或City Super、固德威等進口乳酪專櫃門市購得，另有慢慢弄乳酪坊、Dida Cheese 乳酪職人等小型工作坊販售天然發酵乳酪。

四、**原味優格配莓果**：維生素、纖維質和蛋白質的美味組合。你也可以隨心所欲淋一點蜂蜜、撒一些種子類的食材，或換成別種水果。

五、**果乾和堅果**：理想的植物性蛋白質小零嘴。要把這道零食變得更有趣一點，你也可以用自己偏愛的原味堅果（生的或炒過的）、果乾、原味爆米花和黑巧克力豆做成健康的什錦果仁。

六、**原味爆米花**：自己用玉米粒在家爆，也是一個全穀和纖維的美味來源。喜歡的話可加一點海鹽調味。

七、**燕麥餅抹花生醬夾切片西洋梨**：簡單易做，富含可溶性纖維和健康的脂肪。而且，捲餅皮是超級百搭的食材。

八、**黑麥脆餅佐茅屋乳酪和小黃瓜**：酥脆爽口又美味，含有全穀、蛋白質，以及每日五蔬果的其中一份。

九、**椰棗鑲堅果醬黑巧克力片**：適合螞蟻人，這道零食富含健康的脂肪和纖維。

十、**黑麥脆餅鋪上酪梨和白煮蛋切片**：完美的鹹味零食，富含蛋白質、纖維質和健康的脂肪。

別忘了，不做好準備就準備失敗吧！超市和便利商店都以販售大量的超加工食品和速食產品著稱，所以，在充斥超加工食品的環境中，自備健康（非超加工）零食或懂得查看成分表是堅守營養目標的關鍵。

輕鬆搞定購物清單：健康零食的廚房必備品

無論是要帶出門，還是要在家吃，說到自備健康零食，你家廚房裡一定要有一些基本的健康食材。跟下列清單核對一下，看看你家廚房有什麼，下次的購物清單中又要新增哪幾樣？不用把每一項全都買齊，尤其如果你有食物過敏症、不耐症，或有強烈的個人好惡。下列清單只是給你一些靈感而已。

生鮮農產品和冷藏品項

- **蘋果、香蕉和柳丁**：是很理想的即食零嘴，提供維生素和膳食纖維，讓你維持飽足感。
- **紅蘿蔔、小黃瓜、西洋芹和甜椒切成丁**：很適合用來沾希臘優格醬和鷹嘴豆泥。請裝在密封容器裡保鮮。
- **希臘優格醬和鷹嘴豆泥**：是富含蛋白質的清爽沾醬，這兩種沾醬都可以自己動手做。
- **新鮮莓果**：是優格的好搭檔。
- **酪梨**：可爲頭髮和皮膚提供健康的脂肪，拿來配餅乾也很方便。
- **雞蛋**：可以事先煮成白煮蛋，方便做成富含蛋白質的零食。
- **原味優格或希臘優格**：含有較多蛋白質（切記成分表上列的益菌／活菌不會讓優格成爲超加工食品）。

全脂優格和零脂優格，哪種好？

常有人問我乳製品要挑脱脂、低脂還是全脂的好，事實上，這要看幾個因素而定，包括分量、個人偏好，以及除了優格以外的飲食狀況。原味優格（可以在家用水果或蜂蜜等天然的方式自己增添甜味）總是最佳選擇，而且，我常建議個案折衷選擇低脂的原味優格（或鮮奶），因為低脂的乳製品也是很好的蛋白質來源和鈣質來源。如果你吃的量很大，零脂肪的原味優格可能比較適合你。同理，如果你喜歡口味比較濃郁的全脂原味優格，那就選全脂的，但這樣就要節制食用的分量，並在其他部分的飲食中納入堅果類或種子類的食品，攝取一些健康的不飽和脂肪。

餐櫃常備品

- **早餐穀片（請選無添加糖的非超加工食品）**：用來加在優格裡（早餐穀片不是早餐才能吃）。或者，將本單元所附食譜中的燕麥棒捏碎再冷藏，就是現成的烤穀片啦！
- **堅果類**：杏仁果、核桃、巴西豆、腰果或（原味）綜合堅果。
- **種子類**：葵瓜籽、南瓜籽、芝麻、奇亞籽等（混在一起裝罐，就是很理想的植物性優格配料）。
- **果乾**：杏桃乾、葡萄乾和椰棗等果乾可爲平淡的日子增添一點甜味。在受到巧克力餅乾誘惑時，這些果乾就是你的救星。

- **堅果醬**：花生醬、杏仁醬或腰果醬很適合當水果沾醬，也很適合當黑麥脆餅、糙米餅或吐司的抹醬。
- **黑巧克力**：可以刨成碎屑撒在優格上，也可以加熱融化用於烘焙。爲健康著想，可可含量較高者（最好70%以上）是較爲理想的選擇。
- **雜糧餅乾或糙米餅**：是各種不同配料的百搭餅乾。
- **爆米花專用玉米粒**：用熱風式爆米花機在家自己爆，就是一道富含纖維質的小點心。也可以選擇成分較單純的市售原味爆米花（比較一下成分表，挑成分最少的）。
- **燕麥片**：多半被當成早餐，但用來做燕麥棒之類的健康零食也很方便。也可以用來打蔬果昔，增添蔬果昔的濃稠度。
- **鷹嘴豆（乾豆或罐頭）**：也很值得在餐櫃裡存放一些，可用來做鷹嘴豆泥（參見第90頁的「健康鷹嘴豆泥四吃」食譜）。只不過如果你買的是乾豆，別忘了前一天就要泡好、煮好❷。
- **罐頭鮪魚、鮭魚和鯖魚**：用來配脆餅、吐司或切片小黃瓜。請選水煮罐頭或茄汁罐頭。如果是鹽漬罐頭或油漬罐頭，請將鹽水或油瀝除。

冷凍食品

- **冷凍水果**：可以加在優格裡，亦可用於烘焙。
- **冷凍毛豆**：是很棒的美味小零嘴。只要抓一把，依包裝上的說明用沸水泡一下或用微波爐熱一下，瀝乾，再撒一點海鹽調味

---

❷鷹嘴豆即雪蓮子，台灣市售商品多為未經加工的乾豆，烹調前需用清水長時間浸泡。

即可。你也可以多加一個步驟，用烤箱烤一下或用氣炸鍋炸一下，把毛豆變酥脆。

如何為健康零食規劃空間

你衣櫃裡的衣物可能已經斷捨離了，但你廚房裡的東西呢？清廚房的目標是要把健康的選擇變成唾手可得的選擇——當你辛苦了一整天，意志力已經消磨殆盡時，這是堅持下去的不二法門。

廚房空間

- 先把各式各樣的蔬果切好，裝在密封容器裡，放在一打開冰箱就會看到的地方，（自製或市售的）莎莎醬、鷹嘴豆泥、希臘優格醬就放在旁邊。
- 水果碗裡隨時擺滿你最愛的水果。
- 餅乾盒收到較不方便拿取的地方，亦即不要放在快煮壺旁邊之類的，免得只是想泡杯茶就順手拿來吃。
- 較不營養的超加工零食都裝在不透明的容器裡，收到較不方便拿取的地方。
- 比較健康的零食裝在透明容器裡，放在方便拿取的餐櫃上。

辦公空間

- 建議將所有食物都放到茶水間，包括生日蛋糕和麵包，或至少是放在視線以外的桌子上。
- 較不營養的超加工零食務必放到茶水間去。
- 辦公桌抽屜裡只放非超加工或較有營養的超加工食品。
- 在辦公室放一個食譜卡片盒，跟同事分享健康零食的好點子。

車上空間

- 將所有較不營養的超加工零食（及其包裝袋）都拿到家裡（比較不會受到誘惑）。
- 較有營養的超加工零食放在後車廂，以備不時之需。
- 如果你很常在外奔忙，不妨投資幾個小型保鮮盒、迷你保冷袋和冰寶保冷劑，用來裝健康的自製零食。

非超加工零食的菜單規劃表

規劃菜單時，零食常常被人遺忘，反而導致我們很容易隨性購買超加工零食。我在這一章收錄一份菜單規劃建議表，裡面也包括前述針對不同口味與飲食需求的零食好主意。

擬菜單規劃表的目的，在於想好什麼時候要吃什麼，避免不小心亂吃。無論你要找的是簡單快速的東西、不會偏離健康目標的甜食，還是午後解饞的鹹食小點，這份規劃表應有盡有。

我明白人都喜歡多樣化，但你如果不介意每天吃一樣的零食，一次按照對的食譜做好一大批、之後重複利用幾次是節省時間的好主意。

> 這份有著健康零食提案的規劃表，不是要鼓勵你在正餐之間就算不餓也吃點東西，而是為你提供一個萬一「真的」肚子餓，或無論什麼原因誤了正餐怎麼辦的備案。

	星期一	星期二	星期三
早餐			
上午點心	蘋果配乳酪	燕麥餅抹堅果醬，鋪上切片香蕉	原味優格撒上莓果，也可依個人喜好淋一點蜂蜜
午餐			
下午點心	紅蘿蔔佐市售或自製鷹嘴豆泥（食譜見第90頁）	黑巧克力椰絲能量球（食譜見第93頁）	市售小包爆米花❸，或自己在家用玉米粒來爆
晚餐			
甜點／宵夜			
飲料			

❸所謂「小包」即相對於量販包而言的小包裝。英國市售爆米花有許多是一大袋或一大盒當中有數小包，一小包僅有10～20公克的量。

	星期四	星期五	星期六	星期日
早餐				
上午點心	健康什錦果仁：以原味堅果、果乾和黑巧克力豆組成	杏桃乾和杏仁果	帝王椰棗鑲堅果醬夾一小片黑巧克力	雜糧餅乾鋪上酪梨和切片白煮蛋
午餐				
下午點心	香料、橄欖油烤白腰豆	免烤果乾燕麥棒 （食譜見第95頁）	西洋梨配一把核桃	烤羽衣甘藍脆片
晚餐				
甜點／宵夜				
飲料				

第一週「零食」的五步驟健康檢查表

拆解成一個個步驟是達成目標最好的辦法，所以，如果你的大目標是要減少超加工零食的食用量，那就要想想如何按部就班來實現。下表是週目標和月目標的一些範例（每個人都有自己的步調，這沒有關係）。想想哪些目標正合你意或對你來講比較容易達成，先從這些目標著手（或想一些你自己的目標）。成功生信心，先從容易致勝的目標開始，小小的勝利會帶來更多的行動和更大的成功。

如果是你想達成的目標，就在左欄打個勾，完成後在右欄打勾。

待辦打勾✓	目標	完成打勾✓
	規劃用餐時間和可能需要吃個健康零食的時間，例如上午10點或下午3點、下班後或傍晚時。	
	列一份五大健康自製零食清單——多想想蛋白質和生鮮農產品，從本單元所舉的例子當中找靈感。	
	整理廚房，把健康的選擇變成唾手可得的選擇，例如將餅乾盒收起來，切好的蔬果則和鷹嘴豆泥之類的健康沾醬一起放在冰箱。	
	挑一種新的或當令的蔬果自創零食，例如配優格吃，或用燕麥餅抹堅果醬鋪上蔬果來吃。	
	盤點一下你每天或每週吃多少超加工零食，至少將其中一、兩樣換成較有營養的超加工零食，若能換成自製的非超加工零食又更好。	

非超加工健康點心食譜

在進行到第二週的飲料（希望這部分也會相對容易改變）之前，以下是我最愛的三道非超加工健康點心食譜。在你有空時，挑一、兩道試做看看吧！

- 健康鷹嘴豆泥四吃
- 黑巧克力椰絲能量球
- 免烤果乾燕麥棒

健康鷹嘴豆泥四吃

全植

分量：4人份

製作時間：10分鐘

自製鷹嘴豆泥是高纖、高蛋白的簡易零食，也是完美的百搭沾醬，用來沾綜合生菜、自製全麥墨西哥玉米片或熱騰騰的口袋餅都可以。同時，它的做法也是變化多端，你可以換個原料（例如把鷹嘴豆換成白腰豆）、添加各式各樣的香料植物，探索一下不同的風味，或加入一堆配料（例如撒上酥烤鷹嘴豆或種子類的食材）增添口感、健康的脂肪和營養素。

好處：鷹嘴豆便宜又實惠，是植物性蛋白質、纖維質、鐵質和葉酸的來源。

★經典鷹嘴豆泥食材：

400公克罐頭鷹嘴豆，洗淨瀝乾

60公克中東芝麻醬❹（白芝麻醬）

1至2大匙檸檬汁，依個人口味酌量使用

2瓣大蒜，磨泥

2大匙橄欖油

鹽巴，酌量

2至4大匙冷水（用來調出自己想要的濃稠度）

---

❹中東芝麻醬（tahini）可自iHerb、進口食材網站或有機食品專賣店購得。

★擺盤食材（可略）：

煙燻紅椒粉，少許

橄欖油，少量

芝麻籽或烤鷹嘴豆，用來撒在豆泥上

綜合生菜、自製墨西哥玉米片或口袋餅，用來沾豆泥吃

★經典鷹嘴豆泥做法：

一、在食物調理機中加入鷹嘴豆、中東芝麻醬、檸檬汁、蒜瓣、橄欖油和一撮鹽巴，打到近乎細滑的狀態。

二、加入個人選擇的風味（本步驟可略；亦可參考變化版四吃所列食材選項），或直接跳到做法三做經典鷹嘴豆泥。

三、漸次加水，一次加一大匙，打到呈現出你想要的濃稠度。

四、試味，如有必要再加檸檬汁和鹽巴調整味道。

五、舀到碗裡，輕輕撒上紅椒粉（可略）、淋一點橄欖油（可略），和綜合生菜、自製墨西哥玉米片或口袋餅一起盛盤上菜。

保存：蓋起來放冰箱，冷藏可保存4天，冷凍可保存3個月。蓋起來放冰箱之前最好在表面淋一點橄欖油。

★變化版四吃：

1. 烤甜椒鷹嘴豆泥

加入約65公克的烤甜椒（若用罐頭產品，將水瀝乾即可，或者也可以自己在家烤甜椒），另依個人喜好加入一瓣大蒜（磨泥）和一

撮煙燻紅椒粉。

2. 酪梨香菜檸檬鷹嘴豆泥

加一顆成熟[5]的酪梨、一至兩大匙新鮮香菜末及適量檸檬汁。

註：酪梨果肉會變黑，所以這道加味鷹嘴豆泥最好當天吃完。

3. 日曬番茄乾羅勒鷹嘴豆泥

加120公克日曬番茄乾（即油漬番茄乾；將油瀝除，或保留兩大匙油漬番茄乾的油，用來取代經典鷹嘴豆泥食材中的橄欖油）、15公克新鮮羅勒葉，另外再多加一大匙中東芝麻醬。

4. 甜菜根薄荷鷹嘴豆泥

加一顆煮熟的中型甜菜根、兩大匙新鮮薄荷葉（切碎）和一大匙檸檬汁。

[5] 酪梨為後熟水果，購買後需放至果皮轉為紫黑色方為成熟可食。

黑巧克力椰絲能量球

全植

分量：10至12顆

製作時間：10分鐘

冷藏時間：30分鐘

在想吃甜食又希望能比餅乾有營養一點時，能量球是我的首選零食之一（當然，餅乾也有它的一席之地，就像所有零食一樣，適量是王道）。你也可以按照個人喜好將這份食譜中的杏仁果換成榛果，或實驗看看各種不同的堅果醬。想要多增添一點風味的話，可將椰絲稍微炒過，放涼了再用來裝飾。如果你不愛椰絲，也可以就做沒有裝飾的能量球，或將能量球在杏仁碎裡滾一滾。

好處：這些能量球含有健康的脂肪和維生素E。堅果、燕麥和椰棗的組合可為人體提供緩釋能量。而且，多虧了它們的纖維質含量，你的飽足感可以維持得更久。

★能量球食材：

100公克杏仁果（或杏仁碎）

50公克優質黑巧克力磚（或巧克力豆），可可含量至少70%

10公克傳統燕麥片

75公克去核椰棗

40公克杏仁醬

1至2大匙楓糖漿，依個人口味酌量使用

★裝飾食材：

約25公克椰絲（推薦但可略）

★做法：

一、在烤盤中鋪上防沾黏烘焙紙，靜置備用。

二、將杏仁果倒入食物調理機，打至細碎的質地（如果你用的是杏仁碎就跳過這個步驟）。加入黑巧克力和燕麥片，打至猶如麵包粉的狀態。

三、加入椰棗、杏仁醬和一大匙楓糖漿，打到融合在一起。試味確認甜度，想吃得更甜就再加一點楓糖漿，再次打到融合。倒入碗中。

四、如果想用椰絲，就將椰絲撒在烤盤上，均勻鋪平。

五、將打好的麵團捏成一球一球，每球約重25至30公克，共捏10至12顆，依序將每顆球放到椰絲當中滾一滾（可略）。

六、將黑巧克力杏仁燕麥球排在烤盤上，蓋起來放進冰箱冷藏30分鐘凝固。

保存：裝在密封容器中冷藏可保存5天，冷凍可保存3個月。

免烤果乾燕麥棒

全植

分量：約12根燕麥棒或15片燕麥方塊

製作時間：15分鐘

放涼時間：3小時

這些健康的燕麥點心是市售穀物棒的美味替代品。我爲了充分利用家中餐櫃現有的食材而發明了這道食譜，我也鼓勵你發揮自己的創意。參考這道食譜，根據你手邊現成的材料變換不同的堅果、果乾和種子類食品。喜歡的話，甚至可以加一點黑巧克力。麵團固定成形之後，你可以按照個人喜好切成小塊或大片，放進冰箱冷藏，想吃再吃。

好處：燕麥、堅果和果乾有助攝取每日30公克的膳食纖維建議量。堅果和果乾亦可提供鐵質。

要訣：越黑的巧克力有越多抗氧化物和植物性的好處。

★果乾燕麥棒食材：

175公克傳統燕麥片

150公克果乾（我最愛的組合是葡萄乾、蔓越莓乾、切碎的杏桃乾各50公克）

80公克杏仁果（或別種你喜歡的堅果），切粗粒

25公克椰絲

1大匙芝麻籽（或別種你喜歡的種子類食品；也可以再用1大匙堅果碎）

75公克優質黑巧克力（可略），可可含量至少70%，切小塊
1/4小匙鹽巴
1/2小匙肉桂粉
125公克細滑的杏仁醬
175公克楓糖漿

★做法：

一、在長、寬各20公分（8英寸）的方形烤模內鋪上防沾黏烘焙紙，預留一點超出烤模的紙邊以方便取出。

二、取一耐高溫大碗，將燕麥、果乾、堅果碎、椰絲、芝麻籽、黑巧克力碎（可略）、鹽巴和肉桂粉混合。靜置一旁。

三、取一小湯鍋，下杏仁醬和楓糖漿，以小火加熱，攪拌至融化、滑順、完全融合。加熱至沸騰，小火慢滾30秒後離火，全程都要持續攪拌。

四、將融化的堅果醬／楓糖漿混合液倒在乾食材上，均勻混合，直到乾、濕食材徹底融合。

五、倒入準備好的烤模，用煎鏟鋪平、壓實。壓得越密實，燕麥棒或燕麥方塊越容易定型。

六、蓋起來放進冰箱，冷藏至少3小時，或直到徹底凝固爲止。

七、將麵團從烤模中取出，用鋒利的刀子切成12條大小均等的燕麥棒（或15個較小塊的燕麥方塊）。開吃！

保存：裝在密封容器裡，冷藏可保存一週，冷凍可保存3個月。

那超加工飲料呢？

雖然這本書的主角是超加工「食品」，但飲料也不容忽視，因爲，說實在的，零食和飲料之間的界線有時很模糊——上午10點從員工餐廳買的那杯擠滿鮮奶油的摩卡，到底算飲料還是零食？超加工飲料在一般商店裡也很普遍，而且常常就擺在超加工零食旁邊，刺激大家的購買慾（很聰明的行銷策略）。

每日建議飲水量是六大杯或八小杯（分別是200毫升一大杯或150毫升一小杯），但這只是一個基準，天氣熱或你特別好動的話就要喝更多，因爲有更多水分隨著汗水流失。要判斷水喝得夠不夠，有個簡單的辦法是看尿液的顏色。如果尿液顏色很深或很濃，你又很少排尿的話，那可能就表示你要多喝一點水。尿液顏色最好是接近淡淡的稻草色，也別忘了維生素補充錠會讓尿液呈現鮮黃色，所以不用緊張，你看到的只是鍍了金的小便！

從湯品到鮮奶，從白開水到蔬果昔，從茶到咖啡，所有的液體都算在建議飲水量（每天至少1.2公升）當中。但在本章的這個部分，我們只著重於「傳統定義」的飲料，所以湯品（雖然也是液體）算作食品（詳見第七章），而熱可可和頂著一頭鮮奶油的摩卡咖啡也算在這個飲料單元裡，儘管它們可能熱量很高。

茶和咖啡會導致脫水嗎？

雖然咖啡因有輕微利尿（脫水）的作用，尤其如果大量飲用的話，但喝茶和咖啡多少總會攝取到水分，因此這兩者依舊算是補充水分的飲品。這也是為什麼在義大利等國家的濃縮咖啡（espresso）通常會附一杯水是很好的做法。

我想分享一個小訣竅，就是記得在攝取咖啡因之前先補水，例如養成一早先喝一杯水再喝茶或咖啡的習慣。這個簡單的步驟就能幫助你多喝下一杯當天必須的飲水量，此外也有助稍稍延後每天早上要喝的那杯咖啡，而這又對你的精神和體力都有幫助（專家建議起床後約過一小時再攝取第一份咖啡因）。

咖啡因對你不好嗎？

如同一切食物，分量決定了長期吃下來健康不健康，咖啡因也是一樣的道理。咖啡因每日攝取量的一般原則是成人300至400毫克，懷孕或哺乳的女性則不宜超過200毫克。具體而言，一杯即溶咖啡或兩杯紅茶（依浸泡時間而定）含有約100毫克咖啡因。咖啡館的咖啡則是每杯含有400毫克以上的咖啡因，所以，如果已經接近每日建議量的上限了，請記得只點單份濃縮[6]或低因咖啡。

---

[6]即one shot，例如在星巴克，顧客可指定要做低因（decaf）咖啡或要幾個shot，一個shot為標準單份濃縮咖啡，shot數越多越濃。

停下來看一看你的食物日記，你今天到現在已經喝了幾杯飲料呢？你喝水了嗎？還是你喝的都是茶、咖啡、碳酸飲料和果汁？喝白開水之外的飲料沒什麼不對，但我們要注意的是其中有沒有超加工飲料，或有沒有添加糖分。一天喝下來，這些糖分很容易就會不知不覺越積越多。如果你決定要喝一杯超加工飲料，請務必對自己的飲食狀況有意識、有自覺。

非超加工飲料、較有營養的超加工飲料、較不營養的超加工飲料實例

多數超加工飲料都有添加糖和其他的添加劑，容易導致糖分和卡路里攝取過量，也會造成齲齒。此外，含糖飲料不會像食物那樣帶來飽足感，因爲它們的纖維含量極低，甚至完全沒有。具體而言，500毫升的可樂含有超過12小匙的糖（50多公克），這個數字已經遠超過成人每日30公克的游離糖①建議攝取量了。依年齡而定，兒童每日的游離糖攝取量不應超過19至24公克。所以，儘管超加工飲料可爲人體提供熱量，卻不含任何有益身心健康的營養素。

①提醒一下，游離糖包括食糖、食物和飲料的添加糖，以及天然存在於果汁、蜂蜜和其他糖漿當中的糖分，但不包括天然存在於整顆水果或鮮奶當中的糖分。

非超加工飲料實例	較有營養或熱量較低的超加工飲料實例	較不營養或熱量較高的超加工飲料實例
白開水或鮮奶（乳品）	低糖碳酸飲料（這個沒有比較營養，只是糖分較低）	全糖碳酸飲料和能量飲料
100%純天然鮮果汁（每日飲用量不要超過150毫升）	康普茶❼或椰子水，最好選擇無添加糖的	甜味果汁飲品（果汁飲品一般都含有糖和甜味劑）
茶和咖啡（加奶，無糖）	用營養強化②杏仁奶為基底的市售黃金奶	連鎖咖啡館的黃金奶拿鐵❽或熱可可（有鮮奶油的版本）
氣泡水加新鮮檸檬汁或一把冷凍莓果	市售檸檬風味無糖氣泡水（這個沒有比較營養，但糖分較低）	全糖甜味氣泡水（檸檬口味或黑醋栗口味）

❼康普茶（Kombucha）為共生菌發酵飲品，詳情可參閱《起酵的一年》等發酵相關書籍。

②最好添加了鈣質和碘質。

❽黃金奶（golden milk）即薑黃奶，原為源自印度阿育吠陀的養生飲品，傳統上以全脂牛奶加薑黃粉調配而成，西方現今多流行以杏仁奶、腰果奶、燕麥奶或椰奶等植物奶為基底。市面上有現成的黃金奶香料包，連鎖咖啡館裡擠上一坨鮮奶油的黃金奶拿鐵相對較不健康。

如何在兩種超加工飲料中做出選擇

可樂大概是最常見的超加工飲料了，我們就來看看兩種可樂的成分表和營養差異：

某牌罐裝可樂成分：碳酸水、糖、色素（焦糖色素E150d）、酸類（磷酸）、含咖啡因天然香料

某牌罐裝健怡可樂成分：碳酸水、色素（焦糖色素E150d）、甜味劑（阿斯巴甜、安賽蜜-K）、含咖啡因天然香料、酸類（磷酸、檸檬酸）

這兩種超加工飲料主要的差異在於健怡可樂用的是人工甜味劑，而不是糖。如同第一章概述中所言，人工甜味劑在英國和世界各地都經過嚴格的檢驗，一般認爲在正常食用量下是安全的。但健怡可樂也絕非養生飲品，把它想成熱量比全糖版低的可樂就對了。

不出所料，白開水是幫你保水一整天又不會增加絲毫熱量的理想選擇。超加工飲料很容易導致熱量攝取過多，所以，大家最好都要節制超加工飲料的飲用量——我不會叫你星期日下午泡酒吧時點一杯水慢慢喝，但你如果想這麼做，我絕不反對！

多喝非超加工健康飲料小訣竅

我大可跟你說多喝水就對了，但與其如此，不如看看下列的訣竅，挑出合你心意的做法，然後就開喝吧！

- **買一個賞心悅目又可重複使用的隨行杯，讓你看了就想喝：**長期下來，這不只能少花錢，還能少用塑膠，又有助你隨時補充水分。
- **少加一點糖：**如果你喝熱飲習慣加糖，不妨漸次減少添加的糖量，讓味蕾慢慢適應。試試每天每杯飲料都減少半小匙糖。
- **選購無添加糖的濃縮果汁：**先從試著少喝一點開始，接著嘗試用新鮮食材添加天然的風味，例如用薄荷葉或切片檸檬、柳丁、草莓、小黃瓜，把你的濃縮特調變成非超加工飲品[9]。
- **不用三合一即溶咖啡：**愛喝咖啡（尤其是拿鐵或卡布奇諾）的人，請試著只用咖啡和鮮奶就好，不要用超加工的即溶粉末。
- **自製營養均衡的蔬果昔：**試著兼顧蛋白質和蔬菜水果的纖維質，例如用莓果、香蕉和優格，外加一把菠菜。我保證加幾片菠菜葉不會改變蔬果昔的風味，只會變得有點綠綠的而已。
- **只買100%純天然果汁（濃縮的也可以）：**這是相對於超加工的「水果風味飲料」而言。但即使是100%純天然果汁，每日仍有150毫升的飲用上限——你可以加水或冰塊，把你的果汁變大杯。

---

[9] 英國人習慣買濃縮果汁（squash）回家兌水喝，可謂自幼喝（兌水）濃縮果汁長大，作者因此請讀者試著少喝一點，並特別說明濃縮果汁較為健康的調配法。

那酒精飲料呢？

英國國民保健署建議一週飲酒不要超過14單位，並分散在三天以上飲用。14單位大約是六杯中杯（175毫升）的葡萄酒，或六品脫（約3400毫升）酒精濃度4%的啤酒。沒有保證安全的飲酒量（除了滴酒不沾以外），但保持在上述範圍內可降低危害健康的風險。

趣味知識：新式食品分類法將威士忌、琴酒、蘭姆酒和伏特加等蒸餾酒分在「超加工」的類別，啤酒、蘋果酒和葡萄酒等發酵酒精飲品則屬於「加工」類。從健康的角度而言，沒有哪一種比較好，但超加工的酒精飲料本就該以較少的量來飲用，因為它們的酒精濃度高得多。

健康的非超加工飲料提案

下列飲品不是超加工飲料，而且熱量和糖分自然比較低。你喜歡哪一種呢？

- 白開水：過濾水、自來水或氣泡水。
- 水果水：加了檸檬、柳丁或草莓等水果的水。夏天時，可以將這些水果冷凍做成冰塊，自己調配冰涼又清爽的水果飲。
- 用薄荷葉之類的香草植物泡水喝，熱泡或冷泡皆可。

- 草本茶，例如薄荷茶、洋甘菊茶、水果茶（參見第114頁的檸檬薑汁蜂蜜茶食譜）。
- 加奶或不加奶的紅茶或咖啡（無添加糖或甜味劑）。

如何為喝得更健康規劃廚房空間

健康的生活從環境開始，看看你的廚房，確保它爲這一週的成功做好了準備。

- 隨時在冰箱裡放一壺或一瓶冰水，吸引你去喝。可依個人喜好加入切片水果，每天更換水和水果。
- 如果你愛喝冷飲，不妨用白開水自製冰塊，冷凍前可加幾片檸檬，增添天然的風味。
- 餐櫃裡存放各式各樣的花草茶，以便隨時泡一杯有味道但不含添加糖或咖啡因的好茶來喝。
- 碳酸飲料不要冰在冰箱裡（還沒開的話），避免這一週過到一半就受不了誘惑去喝。

非超加工零食和飲料的菜單規劃表

搞定零食之後，就可以來想想飲料了。經由事先規劃，你可以做出更有意思又更健康的飲料選擇。以大部分的飲品（每天至少1.2公升）是水（以及無糖的茶和咖啡，記得要將咖啡因攝取量控制在恰當的範圍內，而且最好過午不喝，免得影響你的睡眠）爲目標，但如果你想來點不一樣的，也可以參考以下的建議。

	星期一	星期二	星期三
早餐			
上午點心	蘋果配乳酪	燕麥餅抹堅果醬，鋪上切片香蕉	原味優格撒上莓果，也可依個人喜好淋一點蜂蜜
午餐			
下午點心	紅蘿蔔佐市售或自製鷹嘴豆泥 （食譜見第90頁）	黑巧克力椰絲能量球 （食譜見第93頁）	市售小包爆米花，或自己在家用玉米粒來爆
晚餐			
甜點／宵夜			
飲料	白開水和溫熱的薑黃／黃金奶	白開水和熱可可（用熱牛奶、可可粉加一點楓糖漿沖泡而成）	白開水和草莓小黃瓜水果水

	星期四	星期五	星期六	星期日
早餐				
上午點心	健康什錦果仁：以原味堅果、果乾和黑巧克力豆組成	杏桃乾和杏仁果	帝王椰棗鑲堅果醬夾一小片黑巧克力	雜糧餅乾鋪上酪梨和切片白煮蛋
午餐				
下午點心	香料、橄欖油烤白腰豆	免烤果乾燕麥棒（食譜見第95頁）	西洋梨和一把核桃	烤羽衣甘藍脆片
晚餐				
甜點／宵夜				
飲料	白開水和草本茶（口味自選）	白開水和檸檬薑汁蜂蜜茶（食譜見第114頁）	白開水和鮮榨紅蘿蔔柳橙汁（食譜見第112頁）	白開水和椰棗香蕉可可蔬果昔（食譜見第110頁）

第一週「飲料」的五步驟健康檢查表

看看你截至目前的食物日記，超加工飲料出現了多少次？

對於未來一週和一個月要追求的目標，下表試舉一些實例。用你在食物日記中留下的資料，想想哪些目標合你心意，或你覺得不難做到，就從這些目標開始（或想一些你自己的目標）。

如果是你想達成的目標，就在左欄打個勾，完成後在右欄打勾。

待辦打勾✓	目標	完成打勾✓
	將全糖飲料換成無糖飲料或草本茶（第一步），換成白開水又更好（第二步），漸漸做到不喝超加工飲料。	
	喝茶和咖啡時不加糖。如果你覺得很難做到，就漸次減少添加的糖量。	
	下午2點或3點過後只喝低因咖啡或茶飲，以保持睡眠衛生（睡眠對第二天做出更好的選擇很重要）。	
	在喝當天的第一杯飲料之前先喝一杯水（除非你的第一杯飲料已經是水）。	
	試試用水果水、蔬果水或香草植物水增加水分的攝取量。	

非超加工健康飲料食譜

如果你想來點不一樣的，或只是想減少咖啡因、糖分、酒精的攝取量，在反思這一週的挑戰與改變之前，不妨從下列三道食譜任選一樣來試試。

- 椰棗香蕉可可蔬果昔
- 鮮榨紅蘿蔔柳橙汁
- 檸檬薑汁蜂蜜茶

椰棗香蕉可可蔬果昔

奶素／可調整成全植版

分量：1杯

製作時間：5分鐘

拜可可粉之賜，這款手作蔬果昔有著美妙的巧克力風味和濃稠的質地，很適合當成隨手帶著走的早餐和帶來飽足感的零食，也可以倒進冰棒模具中，自製較爲健康的巧克力冰棒。食譜中的希臘優格可以換成克菲爾（kefir），多增加一點益生菌。如果你奉行全植飲食法，也可以換成營養強化的植物性優格（或植物奶）。

好處：除了骨骼健康所需的鈣質，希臘優格也富含蛋白質。克菲爾是一種含有活菌的發酵食品，有益腸道健康。我們應試著養成將發酵食物納入日常飲食的習慣。

★食材：

半根冷凍香蕉：用中等大小的成熟香蕉，剝皮後冷凍（裝在冷凍袋裡）

3顆帝王椰棗，去核

1至2小匙可可粉

200毫升牛奶或植物奶（自選）

2大匙希臘優格、克菲爾或植物奶優格

★做法：

一、將所有食材倒入食物調理機，打到細滑濃稠的狀態。

二、倒入玻璃杯享用。

保存：最好立刻飲用，但可以加蓋冷藏保存24小時，或倒入冰棒模具，冷凍可保存3個月。

鮮榨紅蘿蔔柳橙汁

素食/可調整成全植版

分量：2杯

製作時間：5分鐘

市售果汁飲品一直存在許多爭議，雖然我總認爲一切適量即可，但在家自製鮮榨柳橙汁，你就可以知道自己喝的究竟是什麼。聽起來可能有點怪，但我會加紅蘿蔔（柳丁和紅蘿蔔的味道很搭），也是多添加一些營養素的好辦法。炎炎夏日裡，你也可以將紅蘿蔔柳橙汁倒進冰棒模具冷凍，做成清爽冰涼的零食。將蜂蜜換成楓糖漿之類的甜味劑，就變成一款適合全植主義者的全植友善飲品了。

好處：這款鮮榨果汁是維生素C的良好來源，維生素C有益免疫系統健康，也有助植物性鐵質的吸收，所以搭配富含鐵質的餐點一起享用又更理想。

★食材：

2大顆柳丁，果皮刨屑、剝除果皮

1條中型紅蘿蔔，削皮、切丁

250至300毫升清水

1至2小匙蜂蜜或楓糖漿（可略）

★做法：

一、將刨下來的果皮屑、剝除果皮的柳丁、紅蘿蔔、250毫升的水和你選用的甜味劑（如果有用的話）倒入食物調理機打勻。確認一下濃稠度，如有必要再加一點水。

二、試味。如果覺得不夠甜，再酌量添加蜂蜜或楓糖漿。

三、再度打勻。倒進玻璃杯享用。

保存：最好立即飲用，但封蓋可冷藏保存24小時，或倒入冰棒模具，冷凍可保存3個月。

檸檬薑汁蜂蜜茶

素食／可調整成全植版

分量：2茶杯

製作時間：10分鐘

沒什麼比寒冷的早晨（或晚上）來杯熱茶更舒暢的了。這道檸檬薑汁蜂蜜茶是我最愛的熱飲之一。做起來很簡單，如果你想找個美味又不含咖啡因的辦法來保水，這款茶飲也是很理想的選擇。

好處：檸檬是很好的維生素C來源，維生素C有益免疫系統健康，這款茶飲不含咖啡因的特性又意味著不會影響睡眠。

★食材：

1顆無蠟檸檬，刨檸檬屑、擠2至3大匙檸檬汁

一截（3公分）老薑，磨泥

500毫升滾水

1至2大匙蜂蜜或楓糖漿，酌量使用

★裝飾食材（可略）：

檸檬片

★做法：

一、將檸檬皮屑、檸檬汁和薑泥放進茶壺，倒入滾水，加一大匙蜂蜜或楓糖漿，輕輕攪拌，靜置浸泡10分鐘。

二、試味，依個人喜好調整甜度。

三、將濾網置於茶杯上，隔著濾網倒入茶湯。

四、杯緣放一片檸檬（可略）。開喝！

保存：泡好立即飲用最佳，但可以完全放涼後蓋好，放冰箱冷藏保存3天。要喝時用湯鍋以中火加熱，再倒進茶杯裡。

第一週結束的反思

覺得你的第一週怎麼樣？得心應手？充滿挑戰？要養成新的習慣，檢視目前的進展很重要。想想自己做得好的地方（亦即養成了哪些新的健康習慣），反省還需要努力的地方。在你眼裡，第一週是成功的一週嗎？對你來說的成功是什麼樣子？

所謂反思不該只是看看你選了哪些食物，也要檢視你做出這些選擇的動機，以及你整體的身心狀況。如果你覺得自己確實有進步，那一定要為這些小勝利慶祝一下。

反思問題

在心裡回答下列問題，或拿紙筆寫下答案（後者總是對做出改變更有幫助）：

- **目前為止，這一週選擇的零食和飲料怎麼樣**？回顧一下你手邊有哪些零食和飲料的選項，你實際上又吃了什麼、喝了什麼。自從讀到這本書以來，有沒有改成多吃一點未加工或低度加工的零食和飲料？抑或是你現在會多吃一點較有營養的超加工零食、少喝一點較不營養的超加工飲料？
- **有什麼值得慶祝的小勝利**？找出你做了健康選擇、拒絕誘惑、發現美味健康零食或飲料的具體事蹟，例如上午的點心時間沒去吃可頌抹果醬，而吃了水果配優格。你是如何成功做到的呢？
- **有沒有碰到什麼障礙**？找出難以達成目標的時刻，例如受到誘惑、缺乏準備、情緒不佳或社交場合難以推辭。了解障礙與難處很重要。或許是很難抗拒辦公室裡的免費吐司和果醬，或下班後的炸魚薯條配小酒。腦力激盪一下，列出可能的解決辦法——這是所謂「以解決問題爲重的切入角度」，確切的辦法需視個人情況而定。

- **你的選擇對身心雙方面的健康有何影響**？想想過去這一週在精神與體力、情緒、消化和睡眠品質各方面有沒有任何顯著的改變？這些改變跟你的飲食有關嗎？
- **最近觀察到什麼模式或習慣**？是不是有什麼特定的時間、心情或環境影響你對飲食的選擇？釐清這些傾向可讓你多一點自覺，並在未來做出有意識的改變。

依反思的結果看來，下一週有哪些需要改進的地方？設定一、兩個目標，看是要規劃菜單、安排採買食物的時間、嘗試新菜色，或是要找到更健康的調劑品，不要用超加工食品、超加工飲料或酒精來舒壓或解悶。

現在，知道你的零食和飲料有哪些地方要努力了，你想採取的第一個行動是什麼？在食物日記中註記一下，接下來的一週，一邊努力改進，一邊看看早餐的部分又有哪些選擇。是進入第二週的時候了。

第 6 章

第二週——早餐

歡迎來到第二週！現在我們要把重點放在早餐。作爲一天當中的第一餐，早餐是爲這一天定調的好辦法，因爲它是我們起床後最先吃的東西。一頓高蛋白、富含營養的早餐有著讓你一路飽足到中午的力量，也讓你贏在起跑線上，飛速達到一日的蔬果和纖維攝取目標。然而，從糖霜玉米片到加工糕點，從高度加工的優格到低品質的麵包，早餐也是很容易以超加工食品爲中心的一餐。這一週，我們要來探究如何在絕大多數的時候都把早餐變成超加工食品絕緣區，或至少是大幅減量區。

那間歇性斷食法呢？

間歇性斷食法（intermittent fasting，簡稱IF）是一種一段時間不吃東西的飲食法，某些情況下也會一段時間不喝東西。但包括168斷食法（每天集中在8小時內吃東西）在內，多數的斷食法都允許在進食的時段以外仍可喝水、紅茶和咖啡。常有人問我間歇性斷食法相關的問題，以及我是否推薦這種做法，我總說這真的要視個人因素而定，例如你的活動量、生活模式和肚子餓的程度，乃至於糖尿病等疾病和藥物治療的狀況。也因此間歇性斷食法不是誰都可以嘗試，尤其不建議容易低血糖、飲食不規律或患有飲食失調症、兒童、懷孕和哺乳的人這麼做。

人有時會不知不覺自然斷食，例如很早就吃晚餐，第二天醒來直到上午11點才覺得餓。但是別忘了，餐間間隔太長可能影響注意力和體力，你也不想拖太久沒吃東西而影響你對食物的選擇（許多人都會忽略細微的飢餓訊號，我們可不想餓到飢不擇食的地步）。

根據新進的研究，斷食對健康可能有某些益處，但這方面的證據還很新。而且，無論是哪一種飲食法，最重要的是適合你。我常建議個案從嘗試10到12小時的跨夜斷食開始，例如在晚上7點前吃當天的最後一餐，到次日早上7點再來吃早餐。腸胃需要休息，而三更半夜不是大吃大喝或吃超加工食品的好時間。

不管你幾點吃早餐，首要的目標是吃一頓營養均衡的正餐，尤以蔬果、全穀物和蛋白質爲重。你之所以在上午想吃超加工零食，其中一個原因就是你的早餐缺乏纖維質或蛋白質。早餐納入這些營養素，除了意味著更健康的消化系統和更平衡的血糖指數，也意味著更大的滿足感。

非超加工和超加工早餐選項比一比

非超加工和超加工早餐在營養價值上往往差異甚巨。非超加工一般含有低度加工的全食物，均衡提供各種宏量營養素（蛋白質、脂肪和含有纖維質的碳水化合物）、必須維生素和礦物質，例如一碗鋪上切片香蕉、撒上堅果碎和肉桂粉的牛奶燕麥粥。相形之下，超加工早餐（巧克力喜瑞爾、蜂蜜玉米片、巧克力麵包等等都是很受歡迎的選擇）往往含有大量的添加糖、不健康的脂肪和精製穀物，提供的纖維質較少，也無法讓你維持一上午的飽足感。但正如我在前面說過的，健康均衡的飲食有著容許這類食品存在的空間，但多數時候都選擇非超加工早餐，有助於確保一天的開始美味又健康。

幸好超市裡有許多非超加工的便利早餐，燕麥粥（如果你有較多時間）和全麥早餐穀片都是更營養、更有飽足感的早餐選擇。即使某些高纖、低糖的產品可能經過一定程度的加工，但並不是有加工就不好。要想掌握超加工食品的攝取量，成分表很重要——請找不含防腐劑、人工色素、調味劑和乳化劑的早餐穀片（我指的不是添加維生素和礦物質等有益健康的成分，而是在一般人家中廚房找不到的東西）。

如122頁表格所示，燕麥粥或全麥穀片是很方便的非超加工早餐，也是我會推薦的理想選擇。燕麥富含纖維質，既有助於達到每日攝取30公克膳食纖維的目標，也有助於達到理想的膽固醇指數。燕麥粥和全麥穀片也有著低糖的特性，可以用加一點水果或天然楓糖漿等非超加工的方式增添甜味。用燕麥來當成添加蛋白質的基底也很好，只要加入堅果醬或希臘優格，就可以更進一步提升飽足感。

你知道燕麥的升糖指數相對較低嗎？

升糖指數（glycaemic index，簡稱GI）是從0到100的數值指標，指的是碳水化合物吃下肚之後分解成葡萄糖的速度，以及此一速度造成的血糖上升幅度。升糖指數高的食物將熱量（葡萄糖／糖分）釋放到血液中的速度相對較快，升糖指數低的食物則相對較慢，這意味著後者可為人體提供更持久的能量。從健康的角度而言，一般較推薦升糖指數低的飲食法，做法包括：

- 盡量將升糖指數高的食物換成升糖指數低的食物，例如將玉米片換成燕麥粥。
- 升糖指數高的食物搭配升糖指數低的食物，或搭配蛋白質和脂肪，以降低一頓餐點整體的升糖指數，例如焗烤馬鈴薯搭配生菜鮪魚沙拉。
- 以植物性（通常升糖指數較低）的食物為主食，例如全穀類、水果類和蔬菜類，搭配蛋白質和健康的脂肪。

早餐常吃的低升糖指數碳水化合物有燕麥粥、絕大部分的水果、歐式酸種麵包或雜糧麵包。但請記得，食用高升糖指數的食物也是可以的，例如玉米片或一般的白吐司，尤其是跟富含蛋白質、脂肪和纖維質的食物搭配食用時，例如牛奶、堅果醬、水果，甚或是雞蛋。

非超加工早餐實例	較有營養或 能量密度較低的 超加工早餐實例	較不營養或 能量密度較高的 超加工早餐實例
隔夜燕麥罐或牛奶燕麥粥佐希臘優格，撒上堅果和莓果	多穀物圈圈麥片或玉米片泡牛奶	巧克力喜瑞爾或蜂蜜玉米片泡牛奶
全麥穀片泡低脂鮮奶	高纖全麥穀片泡牛奶	糖霜早餐穀片泡牛奶
希臘優格，撒上自製烤穀麥，加一點水果和種子，淋一點蜂蜜	低糖水果優格，撒上市售烤穀麥和莓果	巧克力口味或水果口味的角角優格❶（添加糖含量高）
歐式酸種麵包（以傳統做法天然發酵）抹堅果醬，鋪上切片香蕉	全麥吐司抹橄欖油奶油❷佐茄汁焗豆	保存期限很長的巧克力可頌或糕點

❶角角（corner）為英國優格品牌Müller旗下的系列產品，此系列除了優格本身有香草、草莓、香蕉、蜜桃等口味，且另外在盛裝優格的盒子當中隔出一角，內有巧克力圈圈、巧克力球、白巧克力球等甜食，供顧客自行添加。

❷台灣市面上的奶油多為牛奶製品，英國市面上則有植物性的橄欖油奶油抹醬（olive oil-based spread）。

技術上而言，茄汁焗豆是超加工食品，但有鑑於茄汁焗豆提供了豐富的蛋白質和纖維質，所以它比多數超加工食品更有營養。營養標示上的糖分多來自番茄天然的糖分，只要三大匙的茄汁焗豆就算每日五蔬果的其中一份。所以，依我的專業之見，茄汁焗豆不是一種應該要避免的食品。多想想自己的飲食中有哪些超加工食品是好事，但不能單憑這件產品是超加工食品就斷定它「健康」與否——茄汁焗豆顯然就是一個很好的例子。

如何選擇最佳早餐

讓我們來看看上列早餐實例表中兩種早餐穀片營養價值的差異。

超加工糖霜早餐穀片成分：全麥（84%）、糖、保濕劑（山梨醇）、牛明膠

非超加工全麥穀片成分：全粒麥（100%）

超加工的早餐穀片是用全麥做的，這是好事，但它裹了一層糖霜，而且含有山梨醇（用來當甜味劑和保濕劑的一種糖醇）和牛明膠（用來當黏稠劑或增加口感）。40公克的分量含有6.8公克的糖，但在實際食用時，大家爲自己倒的分量平均都有這個分量的兩倍。相形之下，非超加工的早餐穀片每45公克只有0.3公克的糖，而且是用整顆完整的全粒麥做的。只要把前者換成後者，輕輕鬆鬆就能立即減少飲食中超加工食品的數量。

「食品強化」（Food fortification）的定義是為了提升營養價值而在食物中添加維生素和礦物質等營養素。如果需要多吸收一點鐵質，就選擇添加了鐵質的營養強化早餐穀片。鐵質有助於氧氣在人體內的輸送，這就是為什麼缺乏鐵質會產生疲倦感，此一現象在女性身上尤其常見。鐵質也存在於紅肉（紅肉中的血基質鐵相對易於人體吸收）、綠葉蔬菜、堅果、杏桃乾等果乾、紅豆等豆類當中。然而，一定要仔細查看成分標籤，並非所有營養強化食品都能一概而論，有些可能含有大量的添加糖或不健康的脂肪。目標是要選擇營養均衡又沒有過多添加劑（例如乳化劑）的產品。

如果你不愛吃早餐穀片，另一個提高鐵質攝取量的簡單辦法是在歐姆蛋或蔬果昔中加菠菜。富含鐵質的綠葉蔬菜搭配柳橙或番茄等維生素C的來源一起吃，可提高鐵質的吸收率，茶和咖啡則有礙吸收。如果你缺乏鐵質，吃完營養強化的早餐穀片之後，請留60分鐘的空檔，再喝早上非喝不可的那杯咖啡（我知道很難！）。

優格是另一種很常見的早餐品項，我們也來比較看看兩種超加工和一種非超加工的版本。

較不營養的超加工巧克力球優格成分：優格（牛乳）、糖、水、可可脂、奶粉、米粉、全麥粉（麩質）、小麥粉（添加鈣質、鐵質、菸鹼素、硫胺素）、可可塊、修飾澱粉、小麥纖維、麥麩、葡萄糖漿、椰子油、調味劑、色素：胡蘿蔔素、乳糖（牛乳）、包覆劑：阿拉伯膠、甜乳清粉（牛乳）、大麥芽、大麥粉、鹽、牛奶蛋白、穩定劑：果膠、乳化劑：大豆卵磷脂。

較有營養的超加工水果風味優格成分：優格（牛乳）、奇異果（8%）、糖、修飾玉米澱粉、天然香料、穩定劑（果膠）、牛奶礦物質+活菌（保加利亞乳桿菌、嗜熱鏈球菌、乳酸乳球菌、雷特氏B菌）。

非超加工原味希臘優格成分：天然希臘優格（牛乳）、活菌（嗜熱鏈球菌、保加利亞乳桿菌）。

一杯較不營養的超加工優格含有21公克的糖（包括任何一種添加糖和來自牛奶的糖分），相對比原味優格的含糖量高。冗長的成分表中也包括香料、色素、粉類、修飾澱粉和乳化劑，很顯然是不折不扣的超加工食品。我建議把諸如此類的優格當成甜點，而不是一天健康的開始。

第二種超加工優格較爲健康，因爲它的含糖量低了許多（每杯14公克），此外天然成分（例如奇異果）的占比也較高。更有甚者，優格本身是用含有活菌的牛奶製成，添加奇異果已增添了風味，無需過量的游離糖。它爲你提供所有與活菌（即腸道健康益菌）有關的好處，同時只增添了適度的甜味。

對腸道健康最好的食物，莫過於含有牛奶和活菌的天然希臘優格了。它提供的就只有營養成分和益生菌，每份含有不到4公克的天然糖，是本例所有優格中含糖量最低的。你可以自己加水果進去，如此一來不只增添了甜味，也增添了纖維質和維生素，卻不會提高當日的游離糖攝取量。

益生菌是什麼？

益生菌是有助於腸道菌叢多樣性的活菌。把你的腸道想成一座花園，花草樹木的種類越多，生態系統就越健康。你可能也想知道超過九成的快樂荷爾蒙（即血清素）是在腸道製造的，七成左右的免疫細胞也在腸道，所以，你吃什麼真的會影響你的身心靈，也真的可以幫你預防疾病。

常有人問我吃益生菌補充劑有沒有用，我的答案一貫都是要看情況，但有研究顯示，吃益生菌補充劑對有在服用抗生素的人可能有助益。

現在，讓我們將注意力轉移到麵包上。麵包不只是全英各地早餐的主食，也是我們英國人午餐的主食。

較不營養的超加工超市吐司——白吐司成分：麵粉（添加鈣質、鐵質、菸鹼素、硫胺素）、水、酵母、鹽、大豆粉、防腐劑：E282、乳化劑：E472e, E471, E481、菜籽油、麵粉處理劑：抗壞血酸。

較有營養的超加工超市吐司——假酸吐司①（標籤

①假酸（Sourfaux）麵包是以酸種之名來命名或行銷的麵包，儘管這種麵包並非採取甚少添加成分的傳統製作方式。真正的酸種麵包是天然發酵而成，意思就是不用商業酵母來發酵。

上聲稱「含有酸種」）成分：麵粉（小麥粉、碳酸鈣、鐵質、菸鹼素、硫胺素）、水、酵母、鹽、麥麩、防腐劑（丙酸鈣）、乳化劑（單及雙脂肪酸甘油酯、單及雙脂肪酸甘油二乙醯酒石酸酯）、酒精醋、麵粉處理劑（抗壞血酸）。

非超加工超市吐司——酸種吐司成分：麵粉（小麥粉、碳酸鈣、鐵質、菸鹼素、硫胺素）、水、黑麥粉、鹽、發酵用小麥粉。

上列例子顯示以同一類的超市麵包（切片白吐司）而言，非超加工（酸種）、較有營養的超加工（假酸）和較不營養的超加工（一般白吐司）有何不同。要長期固定購買哪一種麵包，可能也有經濟上的考量，所以，如果你買的是超加工的品項，只要記得盡可能選擇全麥的就好。還有，分量和你選擇的配料也很重要——多想想酪梨和雞蛋，少想想巧克力抹醬！

超加工早餐對每日情緒健康的影響

對於食物如何影響心情和頭腦的清晰，相信大家都深有同感。吃營養豐富的食物不只感覺比較好，做起事來也更專注。「一日之計在於晨」是很好的心態，這也是爲什麼許多人選擇在早晨做運動；一早就去運動，也是一個早早完成這件事的好辦法。選擇健康的早餐，等於是在告訴大腦你花時間攝取養分了，相信你的腸胃也會感謝你！

早餐少一點加工、多一點健康的要訣

不管什麼事情，做好準備都是關鍵。所以，只要花點心思想想例行的早餐如何涵蓋更多全食物，就會是很值得的準備功夫。看看下列要訣能不能應用在你的早餐上。

- **查閱食品標籤**：比較早餐穀片、麵包和優格的成分表。一般而言，成分表越短越好。請找添加物（除了添加維生素以外）和添加糖較少的產品。
- **加水果**：用一份新鮮或冷凍的水果或果乾來改良你的早餐。分量大概是果乾一小把（單手握起來）、新鮮水果一大顆（單手張開）、冷凍水果三大匙。加水果有助提高纖維質的攝取量，並能提供關鍵維生素，卻不會添加任何的游離糖。以早餐的配料而言，我個人愛加莓果或肉桂燉蘋果。
- **換成全穀物**：把白吐司之類的精製碳水化合物換成全麥麵包，簡簡單單就能立即提高纖維質攝取量和飽足度，同時也增進腸道健康。
- **撒一些種子**：在你吃的東西上面撒一些種子類食品，就是簡單提高纖維質攝取量、補充健康的脂肪、豐富蔬食多樣性的好辦法。我隨手拿來加的首選是奇亞籽和亞麻籽，因爲它們富含Omega-3；南瓜籽和葵瓜籽也是我的心頭好。健康的脂肪有益心臟和膽固醇指數的健康。如果你不愛吃種子類的食品，也可以加堅果碎或堅果片——核桃和杏仁都跟早餐穀片和吐司很搭。
- **實驗新食材**：如果你早餐總是吃麥片，何不試試富含維生素B12、維生素D和蛋白質的番茄菠菜蛋料理？如果你是全植主義者，也可以把雞蛋換成炒豆腐，再撒上一點營養強化的營養酵母。

- **選擇天然的甜味劑，並適量使用**：如果你的早餐需要一點甜味，請選蜂蜜、純楓糖漿、香蕉泥或蘋果泥等天然的甜味劑，不要用精製糖或人工甜味劑。切記適量是關鍵。就連蜂蜜和楓糖漿等天然甜味劑也含有游離糖，並不比精製糖健康多少，因爲人體消化這些糖分的方式還是一樣。如果你想用無糖的甜味劑，那就用甜菊糖或木糖醇，這兩種都是植物性的代糖。
- **找營養強化的植物奶**：如果你想選擇植物奶、不想選擇牛奶，那就查看一下包裝背面，挑有添加鈣質的產品，最好也添加了碘質（尤其如果你不吃白肉魚的話），你才不會有營養不足和骨質疏鬆的風險。如果想多攝取一點蛋白質，那選擇豆奶會比堅果奶或燕麥奶來得好。
- **大量備餐**：隔夜燕麥罐、烤燕麥、瑪芬蛋❸、自製穀麥棒都可以冷藏保存數日，所以，如果你早上沒時間做早餐，這些都是很好的選擇。
- **蛋白質、纖維質不可少**：還不到中午就肚子餓的原因，就是蛋白質（存在於雞蛋、牛奶、優格、堅果當中）和纖維質（存在於水果類、蔬菜類和全穀類當中）吃得不夠，早餐一定要有這兩種要素。
- **做綠色蔬果昔**：如果你很愛喝果昔，不妨加一些蔬菜和蛋白質來平衡水果中的天然糖分。例如用綠葉蔬菜（菠菜或羽衣甘藍）加入帶有甜味的香蕉或莓果，再加入希臘優格或植物奶一起打。另外可以用一勺堅果醬或一匙大麻籽來添加蛋白質。如

❸瑪芬蛋（egg-based muffins）或稱雞蛋瑪芬，乃用瑪芬烤模將烘蛋做成瑪芬蛋糕的形狀，故而得名。

果想加快速度，你甚至可以先把材料分裝成一包一包，放進冰箱冷藏。要做蔬果昔的時候，只要拿一包冷藏蔬果出來，加進優格、牛奶或任何一種植物奶，用食物調理機全部打在一起即可。

健康的非超加工早餐提案

在一天的開始，以下是十種我最愛的非超加工食品，鹹甜皆有，所以不管你愛哪一味，我都幫你想好了！查看本章結尾的食譜可以找到更多靈感，也別忘了早餐無需每天變花樣，在一週當中，可以交替吃兩、三種你最愛的就好。

一、**隔夜燕麥罐**：用等量的傳統燕麥片❹、牛奶（或植物奶）和優格，鋪上水果和堅果，浸泡一夜，留待第二天食用。

二、**即食燕麥粥**：可以用爐台或微波爐來煮，再鋪上水果、撒上種子和肉桂粉，愛吃甜的也可以淋一點蜂蜜。

三、**酪梨、炒蛋或炒豆腐，鋪在非超加工的全麥吐司或雜糧吐司上**：還可以再鋪上番茄和菠菜，成爲一頓超級飽足的早餐。

四、**酸種吐司抹青醬，鋪上香煎哈魯米乳酪❺和蘑菇**：還可以配一份清炒菠菜，蔬食的種類又更多樣化了。

---

❹台灣市售燕麥片多為加工程度較高的即食燕麥片，歐美流行的隔夜燕麥罐則是使用加工程度較低的傳統燕麥片，需經長時間浸泡方可食用，歐美人士因此衍生出前一晚冷藏浸泡，第二天一早即可食用的做法，通常裝在透明的玻璃梅森罐中冷藏，一方面可密封保存，一方面達到賞心悅目的視覺效果。

❺哈魯米乳酪（halloumi）源自賽普勒斯，因其熔點高，常以炙燒或乾煎的方式料理，在台灣可自蝦皮或 Dida Cheese 乳酪職人等進口乳酪商行購得。

五、**自製烤燕麥或烤穀麥：**加入個人偏好的牛奶（或植物奶）和水果。

六、**100%全麥早餐穀片：**加入牛奶（或植物奶）、水果和杏仁片。

七、**北非蛋**（shakshuka）**：**我都用來配酸種吐司。

八、**蔬果昔：**用你自己喜歡的水果、牛奶（或植物奶）、優格和菠菜。我最愛的其中一款蔬果昔是用半根冷凍香蕉（冷凍前要先剝皮）、一把莓果、一杯奶和菠菜來打，家裡有優格就加一匙。

九、**自製穀物棒或烤燕麥：**兩者都含有燕麥、水果和堅果。

十、**個人版全套英式早餐：**我最愛的健康版全套英式早餐是炒蛋、烤番茄、自製茄汁焗豆、蘑菇和酸種吐司的組合。

輕鬆搞定購物清單：健康早餐的廚房必備品

有些品項，你可能在第一週就備妥了，若是如此，直接劃掉即可。

生鮮農產品和冷藏品項

- 香蕉、莓果或奇異果。
- 酪梨。
- 各種適合用來做早餐的蔬菜，例如番茄、蘑菇和菠菜。
- 雞蛋或原味（添加鈣質的）豆腐。
- 動物奶或植物奶，鈣質強化的產品又更理想。
- 原味優格。

餐櫃常備品

- 用來煮燕麥粥的原味燕麥片。
- 全麥早餐穀片。
- 酸種麵包或非超加工全麥麵包。
- 堅果類，例如杏仁、核桃、巴西豆、腰果或綜合堅果（原味）。
- 種子類，例如葵瓜籽、南瓜籽、芝麻或奇亞籽（原味）。
- 堅果醬，例如花生醬、杏仁醬或腰果醬。
- 水果罐頭，選浸泡在果汁裡的，不要選浸泡在糖漿裡的。

冷凍食品

- 用來打蔬果昔的冷凍水果，例如綜合莓果、芒果和香蕉。

如何為成功的早餐規劃空間

當空間的安排促使我們隨手做出更好的選擇，我們就會比較容易養成健康的飲食習慣。你可能已經做了下列一些改變，但如果還沒有，就在第二週採取行動吧！

- 整理家中的早餐穀片，燕麥片和無糖喜瑞爾放在前面，含糖的品項藏到後面。更高招的做法是將燕麥片倒出來，裝進大的玻璃梅森瓶或透明保鮮盒，放一個量杯進去，早上很容易就能隨手舀一杯出來（每份早餐用滿滿一個半杯）❻。

---

❻西方人慣用的量杯以半杯（1/2 cup）、一杯（1 cup）等分量為一量杯，作者此處所謂「滿滿一個半杯」，即是指用 1/2 cup 的量杯裝滿；一個 1/2 cup 相當於八大匙的量。

- 家中的水果碗隨時裝滿你愛吃的水果。
- 將餐櫃分區，麵包和燕麥片等碳水化合物一區，豆類等蛋白質一區，果乾或水果罐頭一區，這樣你很容易就能找到東西。
- 冷凍庫裡存放充足的冷凍水果，以便用來做隔夜燕麥罐、當成甜粥的配料、自製奇亞籽果醬和蔬果昔。
- 冰箱裡規劃一個早餐區，用來放優格和莓果等品項。
- 食物調理機放在好拿的地方。

非超加工零食、飲料和早餐的菜單規劃表

抽時間將每天早餐要吃什麼規劃好，早上醒來後就不用再傷腦筋，可以直接做了就吃或拿了就走。下列範例只是建議，但在實際上，你可能一週當中只挑兩、三種健康早餐輪著吃即可。

	星期一	星期二	星期三
早餐	香蕉花生醬／堅果醬隔夜燕麥罐（食譜見第142頁）	白腰豆北非蛋（食譜見第147頁）	全植燕麥藍莓瑪芬（食譜見第140頁）
上午點心	蘋果配乳酪	燕麥餅抹堅果醬，鋪上切片香蕉	原味優格撒上莓果，也可依個人喜好淋一點蜂蜜
午餐			
下午點心	紅蘿蔔佐市售或自製鷹嘴豆泥（食譜見第90頁）	黑巧克力椰絲能量球（食譜見第93頁）	市售小包爆米花，或自己在家用玉米粒來爆
晚餐			
甜點／宵夜			
飲料	白開水和溫熱的薑黃／黃金奶	白開水和熱可可（用熱牛奶、可可粉加一點楓糖漿沖泡而成）	白開水和草莓小黃瓜水果水

星期四	星期五	星期六	星期日
雜糧吐司抹花生醬，鋪上切片香蕉	希臘優格美式鬆餅 （食譜見第138頁）	地瓜煎餅 （食譜見第144頁）	菠菜蘑菇歐姆蛋
健康什錦果仁：以原味堅果、果乾和黑巧克力豆組成	杏桃乾和杏仁果	帝王椰棗鑲堅果醬和一小片黑巧克力	雜糧餅乾鋪上酪梨和切片白煮蛋
香料、橄欖油烤白腰豆	免烤果乾燕麥棒 （食譜見第95頁）	西洋梨和一把核桃	烤羽衣甘藍脆片
白開水和草本茶（口味自選）	白開水和檸檬薑汁蜂蜜茶 （食譜見第114頁）	白開水和鮮榨紅蘿蔔柳橙汁 （食譜見第112頁）	白開水和椰棗香蕉可可蔬果昔 （食譜見第110頁）

第二週「早餐」的五步驟健康檢查表

如同上週開始的做法，看看下表所舉的例子，選出你下一週及未來想要努力的目標。你也可以想一些自己的目標。

如果是你想達成的目標，就在左欄打個勾，完成後在右欄打勾。

待辦打勾✓	目標	完成打勾✓
	確保餐櫃裡有燕麥片、100%全麥早餐穀片、酸種麵包或全麥麵包等非超加工碳水化合物食品。	
	新的一天就從一杯白開水或花草茶開始。	
	每天在你的早餐中加一份蔬果，例如在燕麥粥裡加水果，或在歐姆蛋裡加番茄。	
	你很愛吃優格的話，冰箱裡一定要有（非超加工）原味優格。	
	裝一罐綜合堅果種子，用來當早餐的配料。也可以加果乾進去。	

非超加工健康早餐食譜

在一週當中，早餐不必每天都不一樣，但下列五種食譜，你或許可以每週挑一、兩樣來試試，看能不能幫你減少對超加工早餐的依賴。

- 希臘優格美式鬆餅
- 全植燕麥藍莓瑪芬
- 隔夜燕麥罐四吃
- 地瓜煎餅
- 白腰豆北非蛋

希臘優格美式鬆餅

素食

分量：1至2人份

備料時間：10分鐘

料理時間：10分鐘

這道鬆餅於2012年第一次出現在我的部落格上。當我想要快速做一道簡單又營養的早餐時，第一個會想到的就是它。除了用添加肉桂粉或香草精來變換鬆餅本身的風味，我也很愛嘗試不同的麵粉和配料，例如自製果泥、當令的莓果、切片香蕉、堅果醬或堅果碎，這些全都有助豐富營養素。

好處：希臘優格是蛋白質和鈣質的良好來源，同時也含有益生菌，對腸道健康有幫助。

★鬆餅食材：

2顆雞蛋

40公克燕麥粉②、蕎麥粉、中筋麵粉或自發粉❼

1小匙泡打粉，用來增添蓬鬆度（若用自發粉則省略此項）

100公克希臘優格

---

②自製燕麥粉很簡單，用食物調理機把燕麥片打成粉就有了。

❼英國市售自發粉（self-raising flour）為已經加了發粉的麵粉。若無現成自發粉，可用麵粉加入泡打粉或小蘇打粉調配即成。台灣市面上常見的鬆餅粉或鬆餅預拌粉也是已經加入發粉的麵粉，但往往還添加了糖、鹽、奶粉、香料等其他成分。

★調味食材：

1至2小匙肉桂粉、蜂蜜或香草精

蔬菜（菜籽）油，煎鬆餅用

★擺盤食材：

個人偏好的配料，例如莓果、切片香蕉、自製果泥、堅果醬、蜂蜜、楓糖漿、黑巧克力醬（將黑巧克力塊加熱融化）。

★做法：

一、取一中碗，倒入雞蛋、麵粉、泡打粉（若有）、希臘優格和自選調味料。

二、將上述食材攪打到輕盈、蓬鬆、融合。

三、取一大煎鍋，開中火，倒入一點油。轉一轉鍋子，讓鍋面平均沾上油。倒入滿滿一匙的麵糊到鍋中，一匙、一匙依序倒入，形成一小片、一小片的鬆餅。注意麵糊之間要預留鬆餅膨脹的空間（可以先從一次只煎一片開始）。

四、煎1至2分鐘，直到底部定形、很容易就能跟鍋面分開，再用煎鏟將鬆餅翻面，續煎1至2分鐘，直到鬆餅整片熟透，接著從鍋中取出盛盤。重複相同步驟，直到剩下的麵糊用完爲止。

五、將鬆餅堆疊在餐盤上，再放上你愛的配料。

保存：最好直接趁熱吃，多的可用密封容器冷藏保存5天。要吃的時候，放在可微波餐盤上，微波加熱15到30秒。也可以用防沾黏的烘焙紙一層一層隔開堆疊（或是平鋪在一層烘焙紙上），裝入保鮮袋冷凍保存。

全植燕麥藍莓瑪芬

全植

分量：12份

備料時間：10分鐘

烘烤時間：20至25分鐘

藍莓瑪芬是很受歡迎的早餐／零食選項，但許多市售產品含糖量都很高，而且味道和口感要靠超加工來達成。這就是爲什麼我會自製健康版的藍莓瑪芬，用燕麥來添加纖維質，並用香草精增添甜味。我家冰箱一定隨時冰了一堆藍莓瑪芬，方便我快速搞定早餐，也方便招待來家中小聚的親朋好友。小叮嚀：雖然可以用冷凍藍莓，但可能會導致瑪芬有點濕。還有，將冷凍藍莓拌入麵糊時也要很注意，以免麵糊染色（除非你要的就是整顆藍成一團的瑪芬）。你也可以加一點檸檬皮屑到乾性食材裡（營造清爽的口感），或依個人偏好將藍莓換成覆盆莓。

好處：燕麥是纖維質的良好來源，且有助降低膽固醇。藍莓富含抗氧化物和維生素K，有益骨骼健康和心臟健康。若用植物性的優格，請選營養強化的產品，以免攝取不到關鍵營養素。

★食材：

175公克新鮮藍莓

200公克中筋麵粉

50公克傳統燕麥片

2小匙泡打粉

1/2小匙小蘇打粉

2小匙香草精

一根中等大小很熟的香蕉（剝皮後重約125公克），壓泥

125公克自選優格

100毫升蔬菜油

75公克楓糖漿

★做法：

一、一般烤箱預熱至攝氏200度、旋風烤箱預熱至攝氏180度❽。取一個有12格的瑪芬烤盤，墊上瑪芬紙模，靜置備用。

二、取一小碗，倒入藍莓，從秤好的麵粉中取一大匙撒上。輕輕搖晃，使麵粉均勻沾附到藍莓表面，靜置備用。

三、取一大碗，混合剩下的麵粉、燕麥片、泡打粉、小蘇打粉和香草精，加入香蕉泥，攪拌混合。

四、另取一量壺，倒入優格、蔬菜油、楓糖漿，攪打融合。

五、將濕性食材倒入乾性食材中，攪拌至完全融合，沒有殘留的結塊。混合好的麵糊應該是滿濃稠的狀態。

六、輕輕拌入藍莓，直到藍莓均勻分布在麵糊中，也要確定沒有殘留的麵粉結塊。

七、將麵糊均分至備妥的瑪芬模中，送進烤箱，烤20到25分鐘，或烤到麵糊膨脹、表面金黃，輕觸表面會回彈。

八、瑪芬留在烤盤中放涼5分鐘，再倒出來到烤架上，放涼至少20分鐘，或放涼到不會燙手的程度。

保存：最好剛出爐就享用，但可裝進密封容器冷藏保存3天，或冷凍保存3個月。

---

❽旋風烤箱內有風扇加強熱空氣的流動，故溫度設定需比一般電烤箱略低。

隔夜燕麥罐四吃

可調整成全植版

分量：1碗

備料時間：10分鐘，再加上至少4小時的浸泡時間（可於前一晚做好）

隔夜燕麥罐超方便的，因爲你可以前一晚做好，裝進碗裡、罐子裡或保鮮盒裡，冷藏可放4天（很適合用來爲忙碌的一週大量備餐）。有許多不同口味的組合可以嘗試，所以不但永遠吃不膩，還爲你提供了集各種蔬食於一餐的好機會，有助攝取纖維質，有益腸道健康。這份食譜涵蓋了四種我最愛的隔夜燕麥罐口味。但別忘了，如果要用植物奶和植物性的優格，請選擇營養強化的產品，以免缺乏關鍵維生素和礦物質。

好處：燕麥是纖維質的良好來源，有助降低膽固醇，有益心臟健康。奶（尤其是牛奶和豆奶）和優格都提供了蛋白質，也提供了鈣質和碘質。如果你用的是植物奶，請選添加了這些礦物質的產品。

★燕麥罐底料：

40公克傳統燕麥片

120毫升奶（自選動物奶或植物奶）

100公克原味優格（動物性或植物性自選）

10公克種子，例如奇亞籽、葵瓜籽或南瓜籽（可略）

★配料和調味食材：

1. 香蕉花生醬／堅果醬隔夜燕麥罐

半根中等大小的成熟香蕉，切片（最好到了早上再加，以免香

蕉變色）

1大匙花生醬，或自選堅果醬

1撮（或適量）肉桂粉

2.果真莓好隔夜燕麥罐

80公克新鮮或冷凍綜合莓果（例如草莓、藍莓、覆盆莓）

1大匙南瓜籽

1大匙葡萄乾或土耳其無籽葡萄乾

3.蘋果肉桂隔夜燕麥罐

半顆小蘋果，刨絲

1大匙無花果乾或杏桃乾，切小丁

1大匙堅果碎（例如杏仁果或巴西豆）

1撮（或適量）肉桂粉

4.紅蘿蔔蛋糕隔夜燕麥罐

1小根紅蘿蔔，刨絲

1大匙葡萄乾或土耳其無籽葡萄乾

1大匙堅果碎（例如核桃或胡桃）

1撮肉桂粉

★做法：

一、將燕麥罐底料裝進罐子或其他容器裡，均勻混合。

二、加入自選配料（從上列食材欄中的品項挑選），可依個人喜好鋪在燕麥罐底料上或拌入燕麥罐底料中。

三、封蓋冷藏過夜（或至少4小時）。

四、要吃的時候拌勻，想調整濃稠度的話可多加一點動物奶或植物奶，想調整口味也可再加一些配料。開動！

保存：最好提前4小時製作，封蓋冷藏可保存4天。

地瓜煎餅

素食

分量：12片／3到4人份

製作時間：15分鐘

烹調時間：25至30分鐘

地瓜煎餅很適合早上有點時間的時候，例如在週末當成早午餐。如果你多做了，那接下來的週間也可以煎來吃。這道食譜有著滿滿的風味和植物性的食材，有益腸道菌叢的多樣性。我喜歡一口氣做一堆放冰箱，以便隨時變出一份快速又營養的早餐、零壓力的午餐（配沙拉吃）或簡單的小零嘴（配沾醬吃）。早餐可以在地瓜煎餅上放一顆水波蛋。

好處：地瓜含有β-胡蘿蔔素，在人體中可轉化成維生素A，此外也含有維生素C和錳質等抗氧化物，有助對抗氧化壓力[9]及降低罹病風險。

要訣：如果你家有食物調理機，處理地瓜和櫛瓜時可用刨絲切盤來節省時間。

★食材：

橄欖油（可先分裝到噴油瓶裡）

---

[9] 氧化壓力（oxidative stress）意指人體內自由基過剩、抗氧化物過度耗損的失衡狀態。自由基過剩會造成細胞損傷，進而導致心血管疾病、癌症以及神經退化性疾病等健康問題。

2顆中型地瓜，削皮、刨絲（地瓜絲總重約340公克）

1條中型櫛瓜，刨粗絲（櫛瓜絲總重約160公克）

80公克甜玉米

100公克菲塔乳酪，捏碎

2小匙煙燻紅椒粉

4瓣大蒜，去皮、壓碎

1顆檸檬皮屑

1/4小匙乾燥辣椒片（可略）

2顆小型至中型或1顆大型雞蛋

100公克中筋麵粉

★做法：

一、一般烤箱預熱至攝氏220度、旋風烤箱預熱至攝氏200度。取一烤盤，鋪上防沾黏烘焙紙，噴上橄欖油。

二、地瓜絲和櫛瓜絲裝進濾水盆，盡量將水分擠出來（擠出越多水分，煎餅越能保持形狀），濾至水槽中。將濾好的地瓜絲和櫛瓜絲裝到一個大碗中。

三、加入甜玉米、捏碎的菲塔乳酪、煙燻紅椒粉、壓碎的蒜瓣、檸檬皮屑、乾燥辣椒片（可略），攪拌混合。

四、取一小碗，打蛋，用叉子攪散，再加進混合好的蔬菜中，下麵粉，攪拌混合。

五、用兩支湯匙（雖然你可能覺得直接用手整形還比較容易），分出12等分的地瓜餅，一片一片放到備妥的烤盤上，輕輕將地瓜餅壓平，再多噴一點橄欖油上去。

六、送進烤箱，烤25至30分鐘，或烤到表面酥脆金黃、裡面熟透爲止。中途用煎鏟或刮刀將地瓜餅輕輕翻面再烤。如果喜歡吃酥脆一點的，則可用不沾鍋（鍋面要噴一點油），開中火，每面煎5到7分鐘（請確定底側熟透、很容易就能從鍋面上鏟起翻面）。

七、將3至4片熱呼呼的煎餅疊在一起盛盤，再放上一顆水波蛋當早餐，或是配沙拉當午餐、配沾醬當點心。

保存：煎好之後趁熱吃，或放涼之後蓋好，冷藏可保存3天，要吃再加熱。亦可冷凍保存3個月。

白腰豆北非蛋

素食

分量：2人份

備料時間：10分鐘

烹調時間：40分鐘

這道療癒的白腰豆北非蛋富含蛋白質和纖維質，可以讓你一路飽到下一餐。它也是美味的一鍋料理，適合有時間下廚的時候，可當成週末早午餐和營養豐富的午餐或晚餐。你可以選擇不同的豆類（鷹嘴豆很適合）或依個人口味調整調味料，自由變換這道食譜。加豆子時，你也可以加一把菠菜，增添蔬菜的種類。我喜歡用熱騰騰的烙餅來配這道菜餚，或用脆皮麵包沾了吃（並將美味的煙燻醬料抹乾淨）。

好處：白腰豆是纖維質和蛋白質的良好來源，並可算作每日五蔬果的其中一份。膽鹼是對腦部健康很重要的一種礦物質，雞蛋不僅提供了更多的蛋白質，也提供了膽鹼，對於吃蛋奶素的人而言是「完全蛋白質」的好例子，因爲雞蛋含有人體健康所需的所有胺基酸[10]。

★北非蛋食材：

2大匙橄欖油

1顆洋蔥，切丁

---

[10] 完全蛋白質（complete protein）意即完整涵蓋人體必需胺基酸的蛋白質，多數植物性的食物因缺乏某種胺基酸而被稱之為不完全蛋白質（incomplete protein）。

1顆彩椒（紅、黃、橙皆可），切丁

4瓣大蒜，壓碎

1小匙孜然粉

2小匙（或適量）煙燻紅椒粉

400公克罐頭番茄丁

400公克罐頭白腰豆，瀝乾、洗淨

鹽巴和現磨黑胡椒粉，酌量

2到4顆（依胃口而定）雞蛋

★擺盤食材：

新鮮現切香菜，酌量

優格或菲塔乳酪碎塊，酌量

乾燥辣椒片（可略）

1顆檸檬皮屑

熱騰騰的烙餅或脆皮麵包

★做法：

一、取一深炒鍋，下橄欖油，開中火熱油。

二、下洋蔥和黑胡椒，翻炒10至12分鐘左右，直到洋蔥軟化。

三、下大蒜、孜然粉、紅椒粉，翻炒1分鐘，直到散發香氣。

四、下番茄丁和瀝乾的白腰豆，拌煮至沸騰。

五、沸騰後續煮約10至15分鐘，不時攪拌一下，直到湯汁變得有點濃稠。調味、試味，可依個人口味多加一點紅椒粉。

六、用一支大湯匙的背面，在底料中壓出2至4個洞（數量依你想煮幾顆蛋而定），每個洞中打入一顆蛋。

七、續煮約5至7分鐘，或煮到蛋白凝固但蛋黃還是流質（如有鍋蓋，可蓋上鍋蓋加速這個過程，只要隨時注意雞蛋沒有煮過頭即可）。雞蛋煮到個人喜好的熟度，鍋子即可離火。

八、以香菜、優格或菲塔乳酪、辣椒片（可略）和檸檬皮屑裝飾北非蛋，以鹽巴和黑胡椒調味。搭配熱騰騰的烙餅或脆皮麵包盛盤上菜（你可以分成一人一盤，也可以全部裝在同一盤，全家一起分食）。

保存：將雞蛋打入底料中煮好後，這道菜最好是立刻上桌開動。如果想要事先備餐，你可以依做法一到做法五將底料煮好，倒入耐熱保鮮盒放涼，再封蓋放進冰箱，冷藏可保存3天。準備上菜時，只要把底料倒入鍋中，加熱至沸騰，再繼續完成食譜中的做法六到做法八。或者，你也可以只加熱底料，另煮水波蛋，再把水波蛋鋪上去。

第二週結束的反思

是拿出你的日記（或撥出一點時間）反思這一週的時候囉！寫一寫或想一想你有哪些做得好或做不好的地方，爲了成長和進步，你對這一切的體認很重要。

反思問題

想想你對下列問題的答案：

- **你有沒有每天吃早餐**？這一題的答案沒有對錯，但如果跳過早餐不吃會影響你後續在上午或下午的選擇，那你可能就要規劃好每天可以拿了就吃的早餐。
- **你的餐點營養均衡嗎**？有沒有涵蓋碳水化合物（纖維質）、蛋白質和健康的脂肪？
- **你的早餐有沒有蔬菜或水果**？一早就開始朝每日五蔬果的目標邁進吧！
- **早餐過後，你的飽足感如何**？你有沒有攝取足夠的蛋白質和纖維質？
- **你的早餐選擇了任何一種超加工食品嗎**？若有，頻率多高？爲什麼？
- **你成功減少早餐時間的超加工食品食用量了嗎**？你是怎麼做到的？
- **早餐過後，你覺得精神如何**？可以的話，比較一下吃超加工食品和吃非超加工食品的早晨有何不同。
- **你的早餐選擇對上午點心的模式有何影響**？

• **在做出更健康的早餐選擇時，你主要面臨的挑戰是什麼？**

現在，知道你的早餐有哪些地方要努力了，你想採取的第一個行動是什麼？在食物日記中註記一下，接下來的一週，一邊努力改進，一邊看看第三週的午餐有哪些選擇吧！

第7章

第三週——午餐

在現今這個忙碌的時代，午餐帶了走是常態，這也使得午餐成爲一塊超加工食品磁鐵。中午吃超加工食品（尤其是較不營養的種類）可能導致後續精神不濟、午後昏昏欲睡。依你目前的午餐習慣而定，這一週可能需要也可能不需要比第一週和第二週做出更多改變。但正如前面的章節，我會按部就班帶你了解如何增加飲食中的養分，同時減少超加工食品的食用量。

午餐不只是中午休息一下的機會，也是用食物重新補充體力的機會。在某些國家，例如西班牙，吃午餐是受到重視的大事，不只會用兩到三小時寬裕的時間煮飯、吃飯，餐後還會稍事休息。這意味著在回去工作之前可以好好消化食物。但在像英國這樣的國家，午餐往往在密集的會議之間被拋諸腦後，許多人都是在路上或辦公桌前邊忙邊吃。腦力透支之際，我們最不想做的就是思考如何用幾樣生鮮食材變出實惠又健康的午餐，更別提還要考量員工茶水間裡有什麼餐具可用（還記得我任職於英國國民保健署期間，茶水間裡的叉子老是不夠用）。我們要的是簡便又療癒的食品，例如從隔壁店家買來的一塊披薩，或在趕往下一站途中吃甜甜圈配咖啡速戰速決。

但其實不必如此。這一章會讓你看到午餐時間要如何平靜地暫停一下、爲自己補充營養，又要如何透過轉換心態，改善下午的工作效率。

一如往常，關鍵在於事前準備和做出有意識的決定。以我來說，午餐往往是「吐司夾個有營養的東西」，或是就吃前一晚多煮的剩飯剩菜。但如果你工作的地方沒有冰箱或微波爐（例如你整天都在外面跑業務），你的選擇就可能很有限。這就是爲什麼我們會探討許多不同的選項，如此一來，無論個人情況如何，都會有適合你的健康午餐方案。

跟早餐一樣，午餐也要營養均衡，除了緩釋型碳水化合物（最好是全穀物）和健康的脂肪以外，也要有蔬菜和精瘦蛋白質以適當補充熱量。

事情總是做不完，事實上，待辦清單只會越來越長，所以，對壓力管理、轉換心境和振作精神而言，設定界線（例如至少離開辦公桌15分鐘）都很重要。有鑑於此，我鼓勵你在日記中安排好午休時間，當作是跟自己約會，就好像排定開會時間一樣。

我有一位可愛的個案是在家工作的接案族，她解釋說她沒有午休時間，這樣就可以早15分鐘完成當天進度。回顧起來，她發覺這樣導致她隨時都會去廚房拿一點東西來吃，結果既沒有飽足感，也沒有重振精神的效果。

為了健康著想，我建議她改變工作模式，安排離開辦公桌的時間，出去曬曬太陽，也好好吃一頓午餐。最後她決定要麼在前一晚將午餐準備好，要麼在早上開工之前先準備午餐。

有志者事竟成。你值得好好休息一下，所以不要客氣，你不是機器人！

非超加工和超加工午餐實例比一比

我們就來看看一個很受歡迎的便利午餐首選——三明治。

雖然三明治也可能是很健康的午餐選擇，但一般從超市或咖啡廳買來的盒裝三明治都是超加工食品。你一眼就看得出來，因爲這些三明治的成分表通常很長，充滿唸都不知道怎麼唸的名詞和家中廚房普遍沒有的物質，包括各式各樣用來延長保存期限和加強口味的添加物，像是防腐劑、乳化劑和調味劑。舉例而言，火雞肉沙拉三明治可能含有用來穩定醬料的修飾澱粉、用來加強甜味的添加糖，以及用來保持火雞肉鮮美外觀的防腐劑硝酸鈉。雖然確實含有生菜沙拉，但生菜沙拉和其他成分的比例往往相當懸殊（透過盒子上的小塑膠片看一眼就明顯可知）。

三明治特價套餐❶有適合它的時機和場合，例如你沒時間準備午餐，又在會議之間覺得肚子餓的時候，但你可不想一週當中大部分的午餐都這樣吃。如果要買現成的三明治，請找提供較多營養素（維生素、礦物質及抗氧化物）和膳食纖維的，亦即用大量生菜和全麥吐司做成的產品，以及含有鷹嘴豆泥或鷹嘴豆餅等植物性蛋白質或瘦肉的產品。

爲健康著想，自製三明治總是最好的選擇。早上只要撥出10分鐘，決定一下你的新鮮午餐當中要有些什麼，對健康就會有很大的影響，尤其如果養成固定習慣的話。此外，這不單單是三明治的問題，

---

❶英國超市裡常見三明治特價套餐（meal-deal sandwiches），乃三明治搭配飲料和零食成套特價販售。據英國媒體報導，有三分之一的英國人每週至少有一頓午餐是三明治特價套餐。

還有三明治特價套餐當中的飲料和零食。所以，自備一瓶水和一些水果，不只有助於減少你的超加工食品食用量，也會減少你的游離糖攝取量，並增加你所攝取的養分，還會幫你省錢！

自製三明治或捲餅，你就可以選擇非超加工的吐司或餅皮和鷹嘴豆餅之類的精瘦蛋白質來源，甚至利用前一晚剩下的烤雞。添加酪梨之類的健康脂肪和芝麻葉或美生菜，就會爲你提供更多的營養素，也有助於增加飽足感。

非超加工午餐實例	較有營養或熱量較低的超加工午餐實例	較不營養或熱量較高的超加工午餐實例
自製雞肉沙拉（非超加工）捲餅*、蘋果、白開水	市售全麥吐司雞肉沙拉三明治、鳳梨丁、礦泉水	市售培根生菜番茄三明治、鹽味洋芋片、可樂
酪梨雞蛋鮭魚（非超加工）雜糧貝果*	購自咖啡廳的盒裝奶油乳酪鮭魚貝果	市售香腸番茄醬貝果、巧克力瑪芬、碳酸飲料
自製番茄扁豆湯佐非超加工的全麥麵包或傳統發酵法的酸種麵包*	超市（冷藏區）番茄湯配全麥麵包	購自超市的微波披薩和洋芋片，或外帶披薩和洋芋片
自製雞肉藜麥沙拉，淋上檸檬汁和橄欖油	市售番茄羅勒義大利麵沙拉❷	市售盒裝雞肉義大利麵沙拉，有滿滿的美乃滋，但只有一點點生菜沙拉的成分

*捲餅、貝果和麵包若要符合「非超加工」的標準，則不應含有乳化劑，成分應該只有小麥（如果是白吐司，則可添加維生素）或黑麥、水和鹽，外加其他可以省略的全食物食材，例如種子類。

❷英國超市會有盒裝的義大利麵沙拉，口味多樣，就像生菜沙拉那樣直接冷冷地吃。

如何在兩種超加工午餐中做出選擇

我們來看看上表兩樣特價套餐的營養差異。

特價套餐一（較不營養的超加工食品）：培根生菜番茄三明治、鹽味洋芋片、可樂

三明治成分：麵粉（小麥粉、碳酸鈣、鐵質、菸鹼素、硫胺素）、雞胸肉（23%）、水、煙燻培根（12%）〔豬五花、糖、鹽、乳化劑（三聚磷酸鈉）、蜂蜜、防腐劑（亞硝酸鈉）〕、美生菜、發芽小麥片、菜籽油、麥麩、玉米粉、鹽、小麥麩質、發芽大麥粉、白酒醋、酵母、殺菌蛋黃液、乳化劑（單及雙脂肪酸甘油酯、單及雙脂肪酸甘油二乙醯酒石酸酯）、酒精醋、發芽小麥粉、芥末粉、黑胡椒、大蒜粉、麵粉處理劑（抗壞血酸）、棕櫚油、葵花油。

含熱量435大卡（22%）、脂肪17.3公克（25%）、飽和脂肪4.8公克（24%）、糖6.1公克（7%）、鹽2.23公克（37%）、纖維質5.2公克（17%）。

500毫升瓶裝可樂成分：碳酸水、糖、色素（焦糖色素E150d）、酸類（磷酸）、含咖啡因天然香料。

含熱量210大卡（11%）、脂肪0公克、飽和脂肪0公克、糖53公克（59% ①）、鹽0公克、纖維質0公克。

---

①這是指53公克糖在每日糖分（也包括來自水果和牛奶的糖分）攝取上限（90公克）當中所占的比例，但實際上，以每日游離糖（或添加糖）攝取上限（30公克）而言，53公克糖所占比例高達177%。

洋芋片（烘烤／非油炸、海鹽口味）成分：馬鈴薯雪片粉、澱粉、菜籽油、糖、乳化劑（卵磷脂）、調味海鹽（海鹽香料、食鹽香料）、葵花油、色素（紅木素婀娜多）。

含熱量164大卡（8%）、脂肪4.8公克（7%）、飽和脂肪0.5公克（3%）、糖2公克（2%）、鹽0.32公克（5%）、纖維質2.4公克（8%）。

特價套餐二（較有營養的超加工食品）：全麥吐司雞肉沙拉三明治、鳳梨丁、礦泉水

三明治成分：雞胸肉（29%）、麵粉（小麥粉、碳酸鈣、鐵質、菸鹼素、硫胺素）、水、番茄、小黃瓜、美生菜、發芽小麥片、菜籽油、玉米粉、麥麩、檸檬汁、鹽、白酒醋、發芽大麥粉、酵母、乳化劑（單及雙脂肪酸甘油酯、單及雙脂肪酸甘油二乙醯酒石酸酯）、小麥麩質、酒精醋、殺菌蛋黃液、發芽小麥粉、黑胡椒、柑橘纖維、大蒜粉、芥末粉、麵粉處理劑（抗壞血酸）、棕櫚油、葵花油。

含熱量361大卡（18%）、脂肪6.1公克（9%）、飽和脂肪1公克（5%）、糖4.5公克（5%）、鹽1.1公克（18%）、纖維質4.7公克（16%）。

鳳梨丁成分：100%純天然鳳梨。

含熱量72大卡（4%）、脂肪0.1公克（小於1%）、飽和脂肪0公克、糖16公克（18%）、鹽0.01公克（小

於1%）、纖維質1.7公克（6%）。

礦泉水成分：100%天然礦泉水。

含熱量0大卡。

以下是熱量、脂肪、飽和脂肪、糖、鹽和纖維總量的統計比較：

特價套餐一（較不營養的超加工食品選項）：熱量809大卡（40%）、脂肪22.1公克（32%）、飽和脂肪5.3公克（27%）、糖61.1公克（68%）、鹽2.55公克（43%）、纖維質7.6公克（25%）。

特價套餐二（較有營養的超加工食品選項）：熱量433大卡（22%）、脂肪6.2公克（9%）、飽和脂肪1公克（5%）、糖20.5公克（23%）、鹽1.1公克（19%）、纖維質6.4公克（21%）。

特價套餐一是受到許多人歡迎的選擇，但卻含有極高的鹽分，而且缺乏沙拉和蔬菜。光是培根生菜番茄三明治的鹽分就高達每日建議上限的37%，這是很驚人的分量，尤其是只來自單一食物品項，再加上洋芋片，鹽分的占比就超過每日建議攝取量的40%了。

捨棄白開水而選擇全糖可樂，你的添加糖攝取量就一口氣多了53公克，這可能導致血糖指數瞬間飆高，尤其如果是在空腹之下飲用。只要換成健怡（無糖）可樂，雖然一樣是超加工飲料，但就大大減少了你的添加糖攝取量。在你準備好將午餐時間大部分的飲品都換成白開水之前，健怡可樂不失爲一種折衷方案。

至於特價套餐所附的零食，雖然許多洋芋片的成分只有馬鈴薯、油和鹽，但這包「非油炸」的洋芋片除了極不營養以外，還含有更多的添加物（以求降低脂肪含量，因爲許多人偏好低脂零食），也爲這一餐加入了更多鹽分。洋芋片（和巧克力棒）是典型的較不營養的超加工零食，不只方便食用，還會誘惑人吃得更多，提供的熱量主要來自精製碳水化合物和脂肪，纖維質少之又少，這意味著整體的飽足感和營養價值較低。

現在，我們來看看自製雞肉沙拉三明治的成分表：

自製雞肉沙拉三明治成分：全麥吐司（全麥麵粉、水、酵母、鹽）夾雞胸肉、番茄、小黃瓜和美生菜，以特級初榨橄欖油、檸檬汁和黑胡椒調味。

外加一顆蘋果和白開水。

少了乳化劑和添加物，自製的這個雞肉沙拉三明治成分表短了許多。而且，與培根生菜番茄三明治相比，鹽分和脂肪也少了很多，尤其是飽和脂肪的部分。在家自備三明治套餐不只能掌握成分，也可以選擇你自己想搭配的零食——水果或原味優格和白開水可提供水分和纖維質，乃至於維生素C和鈣質等關鍵營養素。

無庸置疑，爲了長遠的健康著想，自己做午餐總是最好的選擇，也是減少超加工食品食用量最簡單的辦法之一。但如果情況緊急，你非得買現成的三明治不可，那就花一點時間看一下架上各種特價套餐的成分表，盡量選擇添加物較少、全食物較多的品項。

午餐時間的超加工食品有什麼常見的問題？

吃午餐的目的應該是要爲下午做好準備，讓你可以靠穩定釋放的能量和養分撐到下午的點心時間，或撐到傍晚吃下一餐之前。找不到或擠不出時間自己做午餐（即便只是裝一盒剩飯）的問題，在於你可能會不知不覺增加超加工食品的食用量，就連供應現煮餐點的員工餐廳通常也會提供許多誘人的超加工食品作爲搭配。

午餐吃一堆超加工食品，尤其是較不營養的種類，可能導致精神與體力的劇烈起伏，也可能導致下午不斷找東西吃的行爲，例如中午吃高度加工的白吐司火腿三明治配一包洋芋片和一罐可樂，可能無法提供持久的續航力，而使得你很容易在下午產生「大腦型飢渴」或「大腦型食慾」，結果時不時就拿一點早上忍住沒吃的辦公室零食來吃。

關鍵在於每一餐的準備和養分的攝取，包括午餐在內。晚餐多煮一點就等於順便做好了第二天的午餐。你也可以設定目標，在前一晚或當天早上準備一點吃的東西，用全食物當食材，包括全穀類、精瘦蛋白質、健康的脂肪和豐富的蔬菜水果。這樣的食物組合可提供穩定的能量、保持血糖指數的平穩、防止午後昏昏欲睡。一旦養成準備午餐的習慣，不再依賴超加工食品，接下來就可以嘗試增加食材的多樣性，更進一步改善健康狀況。你吃的食物越多元，攝取的養分也就越多元，腸道菌叢的機能就越好，而這不只會影響消化系統的健康，也會影響你的心情和免疫系統。

與其說「我沒時間做午餐」，不如改成說「做午餐不是我優先要做的事」或「做午餐不是我目前的當務之急」——偶爾對自己這樣說沒關係，但聽到這種說辭或許有助於給你改變的動力。有了改變的動力，自然就會找到辦法騰出時間做午餐。

說到準備下一餐，請記得「做一餐、吃兩餐」的口訣，換言之就是多煮一點，第二天就也有得吃，這個辦法會讓次日備餐的速度更快。今天就選擇幫未來的你一把吧！

午餐時間少一點加工、多一點營養的要訣

下列建議不只有助於減少整體的超加工食品食用量，也有助於增加養分的攝取量。食物和飲料的選擇依當日情況而定，但關鍵還是在於確保自己是在知情的前提下做出選擇。

- **選擇最有營養的特價套餐主餐，搭配非超加工的零食和飲料：**如果非買三明治特價套餐不可，那就選擇有滿滿的生菜和精瘦蛋白質的商品，吐司最好是全麥的。配餐則選水果和礦泉水，或至少選擇無糖飲料（一定要喝可樂就選健怡可樂）。
- **學著去愛剩飯剩菜：**晚餐多煮一點以備次日午餐之用不只可以省錢，也意味著你會有一頓自己煮的、營養豐富、沒有超加工食品的午餐。如果可以冷冷地吃，那就太好了；但如果不行，那你不妨看看要買哪一種悶燒罐。悶燒罐可爲熱食保溫數小時，作用跟裝熱飲的保溫杯是一樣的。
- **事先備妥午餐食材：**如果你都撥出時間來做飯了，那何不一口

氣做兩餐？其他省時訣竅還包括事先備妥午餐食材（例如先把紅蘿蔔刨絲、先將小黃瓜切片，接著就可以裝進密封容器，放冰箱保存），要吃的時候只要加進沙拉裡、夾進捲餅或三明治裡即可，快速又簡單。

- **自製沙拉醬**：想兩、三種簡單的自製沙拉醬來為蔬菜和沙拉增添風味，也促進營養的吸收（維生素A、D、E、K都需要油脂來幫助吸收），例如檸檬汁加醋、黑胡椒加橄欖油。不用依賴超市的超加工調味醬，也能把沙拉變美味。
- **嘗試發酵食品**：多樣化和多吃菜是健康飲食的關鍵。韓式泡菜（發酵大白菜）、德國酸菜（發酵高麗菜）或克菲爾（一種用牛奶發酵而來的飲品）都以益生菌的好處著稱，而益生菌對腸道健康很重要。加在午餐盒裡不失為一道錦上添花的配菜。

健康的非超加工午餐提案

依照以下四個主題構思午餐可能對你有幫助：

一、**吐司或貝果**：我最愛的餡料有酪梨蛋、鷹嘴豆泥和日曬番茄乾，吐司或貝果用全麥的，另外再配一份生菜沙拉或烤四季豆。請買非超加工的麵包，亦即不含乳化劑等添加物的產品。

二、**捲餅或三明治**：全麥捲餅皮和酸種麵包的用途都超級廣泛，也都是精瘦蛋白質和蔬菜的好搭擋。我喜歡用來夾烤雞肉或醬燒豆腐、綜合生菜沙拉和以橄欖油為基底的自製醬料。

三、**湯、沙拉或歐姆蛋**：試試藜麥沙拉（超市就買得到已經煮好的袋裝藜麥）加烤什錦蔬菜和綜合堅果碎，淋上橄欖油和檸檬汁，再撒一點菲塔乳酪和種子。天冷的日子裡，你可以煮一大鍋美味的扁豆湯或一次多煎幾份歐姆蛋當備餐。

四、**焗烤剩菜馬鈴薯：**利用前一晚吃剩的烤鮭魚，鋪在什錦蔬菜和地瓜泥上，美味極了！我喜歡在焗烤馬鈴薯當中填入剩菜當餡料，要吃的那天再用微波爐加熱就可以了。焗烤馬鈴薯很適合前一晚先烤好（只要在烤箱裡多放一顆就好），你要填入什麼餡料都可以，例如茅屋乳酪、鮪魚沙拉或吃剩的墨西哥辣肉醬。

以下是十個做好之後可以在家吃或帶著走的午餐提案。萬一你還需要更多靈感，本章結尾也收錄了五道我最愛的食譜。你會注意到每個提案都包含一種提供熱量和纖維質的澱粉類碳水化合物（全穀類最理想）、提供必需胺基酸（生長和修復所需的蛋白質分解物）的蛋白質、提供微量營養素的蔬菜或沙拉，以及健康的脂肪——合起來就是營養均衡又有飽足感的午餐。哪一道對你胃口呢？

一、酪梨泥加蛋、哈魯米乳酪或炒豆腐，鋪在酸種吐司或全麥吐司上，佐以新鮮番茄丁和菠菜。

二、雞肉沙拉全麥捲餅，搭配水果和優格。

三、全麥義大利麵沙拉，加入什錦蔬菜、熟扁豆和菲塔乳酪，上面再撒一些種子類食材。

四、墨西哥糙米飯捲[3]，包入雞肉和現刨乳酪絲（可略），佐綜合豆類沙拉。

---

❸墨西哥飯捲（rice burrito）乃以墨西哥捲餅皮包入米飯。

五、酪梨雞肉羽衣甘藍沙拉，配焗烤花椰菜馬鈴薯。

六、烤紅甜椒鷹嘴豆泥墨西哥捲餅，夾入綠葉蔬菜。

七、非超加工全麥麵包或酸種麵包，配義式雜菜湯或扁豆湯。

八、非超加工全麥貝果夾煙燻鮭魚、奶油乳酪和小黃瓜，配一份綠葉蔬菜沙拉。

九、烤紅甜椒丁鷹嘴豆泥藜麥沙拉。

十、歐姆蛋，配一份綠葉蔬菜沙拉和烤酸種麵包。

輕鬆搞定購物清單：健康午餐的廚房必備品

廚房裡備妥各式各樣的食材，把準備餐點變容易，要在家自己做午餐也就會更容易。下列建議的食物品項，不只可以助你簡簡單單快速做好吐司餐或貝果餐、捲餅和三明治、湯品、沙拉、歐姆蛋和焗烤馬鈴薯，還能幫你用掉前一天晚餐的剩菜。別忘了，煮一餐、吃兩餐！

生鮮農產品和冷藏品項

- **新鮮莓果和芒果**：用來當附餐或做沙拉。
- **豆子和櫛瓜**：用來做蔬菜煎餅。
- **美生菜、菠菜或綜合生菜**：用來做三明治和沙拉。
- **櫻桃蘿蔔**：切片，用來當沙拉配料很方便。
- **酪梨**：用來抹吐司或做沙拉，可為餐點帶來許多健康的脂肪。
- **雞蛋**：用來夾吐司或做歐姆蛋。
- **原味優格**：用來當附餐。
- **原味雞肉**：用來做雞肉料理，可加到捲餅和沙拉裡。
- **新鮮鮭魚**：用來做沙拉。

- **奶油乳酪或菲塔乳酪**：用來夾吐司和做沙拉。
- **傳統豆腐**：用來做炒豆腐（如果你不吃蛋的話）。
- **地瓜或馬鈴薯**。
- **鷹嘴豆泥**（成分只有整顆鷹嘴豆的產品）。

餐櫃常備品

- **全麥麵包或酸種麵包**：請找成分最少的品項。
- **全麥捲餅皮、糙米餅和全麥貝果**：請找只用全食物製作的非超加工食品。
- **原味布格麥和藜麥**：可買已經預煮過的現成產品以求方便。
- **堅果**：例如（原味）杏仁果、核桃、巴西豆、腰果或綜合堅果。
- **全麥義大利麵和糙米**：用來做熱食或涼拌沙拉。
- **罐頭鷹嘴豆或其他豆類**：例如罐頭豌豆或罐頭白腰豆，用來自製沙拉。
- **罐頭甜玉米**：用來做歐姆蛋和沙拉。
- **香料**：例如紅椒粉、乾燥巴西利、乾燥辣椒片，用來調味。
- **營養酵母**：用來增添風味和營養，請找有添加維生素B12的產品，尤其如果你是全植主義者。（更多維生素和礦物質的相關資料請參見書末的附錄三，在食品當中添加這些東西不構成超加工。）

冷凍食品

- **冷凍菠菜塊**：用來加在湯裡或做義大利麵醬很方便。

如何為成功的午餐規劃空間

前面已經整理廚房兩次了，所以你現在可能覺得很得心應手了吧！但如果你午餐很難不吃超加工食品，請參考下列要訣：

- 規劃一個香料專門區，讓你隨手就能拿來用，以減少鹽巴的使用量。
- 冰箱裡騰出一個區塊來放剩飯剩菜（置於生肉和鮮魚的上方，不可置於下方）。
- 剩菜若是可以冷凍（例如墨西哥辣肉醬），就先冷凍起來，以備日後沒有動力下廚時之用。貼個標籤，註明是什麼，也註明烹煮和冷凍的日期。
- 附加小福利：把你的備餐區布置成一個吸引人的空間——能不能放個盆栽或掛幅畫美化這一區呢？如果這個空間很吸引人，你就更有可能想要待在那裡。

非超加工零食、飲料、早餐和午餐的菜單規劃表

午餐時間很容易仰賴周邊店家就近解決，所以，自備健康午餐是少吃超加工食品、多吃全穀類和蔬菜類的好辦法，在連鎖速食店用餐就很難做到這一點。爲了節省備餐時間，你也可以用前一晚的剩菜，或連著兩天都吃一樣的沙拉或捲餅。

	星期一	星期二	星期三
早餐	香蕉花生醬／堅果醬隔夜燕麥罐（食譜見第142頁）	白腰豆北非蛋（食譜見第147頁）	全植燕麥藍莓瑪芬（食譜見第140頁）
上午點心	蘋果配乳酪	燕麥餅抹堅果醬，鋪上切片香蕉	原味優格撒上莓果，也可依個人喜好淋一點蜂蜜
午餐	青醬義大利麵佛陀碗（食譜見第172頁）	酪梨泥菲塔乳酪雞蛋開面三明治（食譜見第178頁）	尼斯鮪魚沙拉（食譜見第185頁）
下午點心	紅蘿蔔佐市售或自製鷹嘴豆泥（食譜見第90頁）	黑巧克力椰絲能量球（食譜見第93頁）	市售小包爆米花，或自己在家用玉米粒來爆
晚餐			
甜點／宵夜			
飲料	白開水和溫熱的薑黃／黃金奶	白開水和熱可可（用熱牛奶、可可粉加一點楓糖漿沖泡而成）	白開水和草莓小黃瓜水果水

星期四	星期五	星期六	星期日
雜糧吐司抹花生醬，鋪上切片香蕉	希臘優格美式鬆餅 （食譜見第138頁）	地瓜煎餅 （食譜見第144頁）	菠菜蘑菇歐姆蛋
健康什錦果仁：以原味堅果、果乾和黑巧克力豆組成	杏桃乾和杏仁果	帝王椰棗鑲堅果醬夾一小片黑巧克力	雜糧餅乾鋪上酪梨和切片白煮蛋
地中海莫札瑞拉乳酪青醬番茄捲餅 （食譜見第183頁）	紅蘿蔔地瓜扁豆湯 （食譜見第181頁）	鷹嘴豆泥蒜蓉香料蘑菇開面三明治 （食譜見第179頁）	有什麼煮什麼週日清冰箱大餐
香料、橄欖油烤白腰豆	免烤果乾燕麥棒 （食譜見第95頁）	西洋梨和一把核桃	烤羽衣甘藍脆片
白開水和草本茶（口味自選）	白開水和檸檬薑汁蜂蜜茶 （食譜見第114頁）	白開水和鮮榨紅蘿蔔柳橙汁 （食譜見第112頁）	白開水和椰棗香蕉可可蔬果昔 （食譜見第110頁）

第三週「午餐」的五步驟健康檢查表

你懂的——設定目標、有具體的努力事項，要改變就會比較容易。看看下列檢查表，決定一下接下來一週要努力的重點，如果已經達成就在右欄打勾，也恭喜自己一下！

如果是你想達成的目標，就在左欄打個勾，完成後在右欄打勾。

待辦打勾✓	目標	完成打勾✓
	本週至少多用一份蔬菜，自己做一頓（或兩頓）午餐。顏色越多越好。	
	選擇全穀類作為午餐的碳水化合物，例如糙米或全麥義大利麵、全麥麵包等等。	
	晚餐多做一點，用剩飯剩菜來當第二天的午餐。	
	買特價套餐時，選擇水果當零嘴、礦泉水當飲料。	
	如果你是上班族，就到遠離辦公桌的地方吃午餐。附加小福利：順便到外面走一走、活動活動筋骨。	

非超加工健康午餐食譜

以下是五道我最愛的在家吃或帶著走健康午餐食譜：

- 青醬義大利麵佛陀碗
- 午餐時間開面三明治四吃
- 紅蘿蔔地瓜扁豆湯
- 地中海莫札瑞拉乳酪青醬番茄捲餅
- 尼斯鮪魚沙拉

青醬義大利麵佛陀碗

奶素／可調整成全植版②

分量：2人份

備料時間：10分鐘

烹調時間：25分鐘

青醬義大利麵是一道簡單卻美味的餐點。在我的這個版本中，你會看到透過加幾樣植物性食材就可以變出營養豐富又滋潤的一餐，不只好吃，還能讓你朝每日五蔬果的目標邁進一大步。這也是一道變化多端的食譜，你可以將鷹嘴豆換成任何一種豆類（用白豆或白腰豆很搭），也可以按照家中現有的食材來更換蔬菜（加甜菜根、櫛瓜絲和甜玉米都很理想），鷹嘴豆泥的部分還可以嘗試本書第五章提到的不同風味。你喜歡的話，甚至可以撒一些炒過的堅果碎或種子，增添纖維質和健康的脂肪，也讓口感更豐富。你如果是肉食者，可以加煮熟的雞肉。青醬所用的食材也有很大的彈性。雖然傳統上青醬用的是松子，但松子很貴，所以我偶爾也會混合其他堅果一起使用。

好處：全麥義大利麵、鷹嘴豆和蔬菜提供纖維質和緩釋型的熱量，有助你維持長時間的飽足感。

要訣：把食材的分量加倍，這樣就可以順便解決接下來幾天的午餐。酥脆的紅椒粉鷹嘴豆會多剩下一些，我喜歡用來加進湯裡，或當成健康小零嘴來享用。

---

②如果是做給吃素的人，則用義大利素食硬質乳酪。如果是做給吃全植的人，則改用全植乳酪。

★自製青醬食材（分量可加倍以作為備餐之用）：

15公克杏仁果、腰果或松子

30公克新鮮羅勒

30公克帕瑪森乳酪／素乳酪或全植乳酪，刨細絲

2瓣大蒜

60毫升特級初榨橄欖油

1顆檸檬皮屑（可略）

★佛陀碗食材：

150公克全麥義大利生麵、筆管麵或任何你喜歡的形狀

400公克罐頭鷹嘴豆，洗淨瀝乾

1大匙橄欖油

1小匙（或酌量）紅椒粉

鹽巴和現磨黑胡椒，酌量

1/2根小黃瓜，切小丁

2根紅蘿蔔，刨絲

1顆烤紅甜椒，切絲

2把挑好、洗過、可直接食用的菠菜或綜合生菜

150公克（約10顆）小番茄，切半

約150公克煮熟的雞肉（可略），切片或撕成絲

2到4大匙鷹嘴豆泥（自製食譜參見第五章「健康鷹嘴豆泥四吃」）

★做法：

一、一般烤箱預熱至攝氏200度、旋風烤箱預熱至攝氏180度。

自製青醬步驟：

二、將堅果、羅勒、帕瑪森乳酪（或別種乳酪）、蒜瓣放入迷你攪拌機打碎，漸次加入橄欖油，打到你想要的濃稠度爲止。加入檸檬皮屑（可略），試味，如有必要再調味。

佛陀碗步驟：

三、依包裝上的說明烹煮義大利麵。瀝乾，沖冷水，以停止熟化過程❹。靜置一旁。

四、取一大碗，倒入洗淨瀝乾的鷹嘴豆，淋上橄欖油，撒上紅椒粉，酌量以鹽巴調味，混合一下，讓鷹嘴豆均勻裹上調味料。倒入烤盤鋪平，送進烤箱烤20至25分鐘，或烤到酥脆爲止，中途翻面一下。

五、義大利麵倒入餐碗中，拌入3到4大匙自製青醬。試味、調味。

六、舀一份青醬義大利麵到餐碗的正中央，周邊鋪上小黃瓜丁、紅蘿蔔絲、紅甜椒絲、綜合生菜、小番茄、烤鷹嘴豆、雞絲（若有），再放上一大勺鷹嘴豆泥。開動！

保存：各部分可分開製作，封蓋冷藏可保存3天。

❹義大利麵煮到有嚼勁的熟度後很快就會熟過頭，而使口感變得軟爛，沖冷水即是為了停止這個從有嚼勁變成熟過頭的過程。

午餐時間開面三明治四吃

素食／可調整成全植版

每種吃法的分量各爲一人份

備料時間：約10分鐘

烹調時間：依不同吃法而異

不管是在家吃，還是在辦公室吃，簡單又快速的開面三明治是我週間午餐的首選之一。這裡收錄了幾道我最愛的食譜，全都可以做成開面三明治，有些食材可以一起裝在保鮮盒裡，做成美味又營養的便攜午餐（只要確定你用的是酸種麵包之類的非超加工麵包）。不管是哪一種吃法，我的開面三明治食譜都以簡單、快速爲原則，不需要用到烤箱，並涵蓋乳酪、魚、蛋和全植等選項，所以有多種吃法任君挑選。

好處：盡量選擇全麥麵包，多攝取一點纖維質和維生素B。雜糧麵包則提供了更多樣化的植物性食材，也提供了健康的脂肪，但是要找不含乳化劑等添加物的產品。

（一）山羊乳酪無花果蜂蜜開面三明治

奶素

這道食譜的靈感來自法式吐司，不只簡單易做、口味豐富，也有靈活變化的彈性——不愛吃山羊乳酪的人可以換成口味較淡的茅屋乳酪，反之，如果喜歡較重的口味，換成朵切拉提（Dolcelatte）這樣的軟質藍紋乳酪也很美味。我加了乾炒核桃和榛果增添酥脆的口感，但你可依個人喜好省略。如有親友來家中作客，你也可以把吐司切小塊一點，做成派對小點。乳酪是蛋白質的良好來源，堅果則提供了健康的脂肪和纖維質。

★食材：

1至2片吐司（最好是傳統的酸種吐司，或非超加工的全麥吐司或雜糧吐司）

65公克軟質山羊乳酪

2顆成熟的新鮮無花果，切瓣

1撮新鮮現摘百里香

乾炒核桃或榛果，當撒料用（可略）

蜂蜜

現磨黑胡椒

1把挑好、洗過、可直接食用的芝麻葉或西洋菜

★做法：

一、烤1至2片吐司，置於餐盤上，再抹上軟質山羊乳酪。

二、鋪上切瓣的無花果。

三、撒上新鮮現摘的百里香。

四、如有使用核桃或榛果，則切粗粒後撒在吐司料上。

五、淋上蜂蜜，酌量以現磨黑胡椒調味，旁邊放一把芝麻葉或西洋菜。開動！

（二）煙燻鯖魚抹醬小黃瓜開面三明治

這款有著濃濃煙燻味的鯖魚抹醬超好做，幾分鐘就完成了，簡單到難以置信（家裡有客人的時候，用來當烤餅的沾醬也很搭）。鯖魚是Omega-3脂肪酸的絕佳來源，有益心臟健康和腦部健康。

★鯖魚抹醬食材（會有多餘的分量）：

200公克現成的煙燻鯖魚片
125公克軟質乳酪或原味希臘優格（我會用零脂優格搭配油性魚）
1顆檸檬，刨屑、榨汁
鹽巴和現磨黑胡椒，酌量
2大匙新鮮巴西利粗末或蝦夷蔥細末

★擺盤食材：

1至2片吐司（最好是傳統的酸種吐司，或非超加工的全麥吐司或雜糧吐司）
每片用2到3大匙自製鯖魚抹醬
1/4條中型小黃瓜，切片
新鮮巴西利粗末或蝦夷蔥細末
1把挑好、洗過、可直接食用的芝麻葉或西洋菜

★做法：

一、去除魚皮，將鯖魚肉倒入中型碗；如有迷你食物調理機，則倒入調理機中。將魚肉分解成碎塊，加入軟質乳酪和檸檬皮屑。如果是徒手處理，就用叉子攪拌均勻；如果是用食物調

理機，則用機器打勻。

二、以鹽巴和現磨黑胡椒調味，試味。加入現榨檸檬汁，試味並據以調整。再次拌勻。舀入密封容器冷藏，上餐時再用（可保存3天）。

三、準備上餐時：烤1至2片吐司，置於盤中，抹上自製鯖魚抹醬。

四、鋪上小黃瓜片，撒上自選香料，旁邊放一把芝麻葉或西洋菜。開動！

（三）酪梨泥菲塔乳酪雞蛋開面三明治

蛋奶素

我想做一道簡單快速又營養豐富的餐點時，這款三明治是首選食譜之一（早餐、午餐、晚餐吃都一樣美味）。酪梨是健康的脂肪和纖維質的絕佳來源，菲塔乳酪提供了鈣質，雞蛋則提供了完全蛋白質。我喜歡搭配白煮蛋或水波蛋（我的水波蛋都煮到外熟內生而已，裡面的蛋黃就有「流心」的效果），但搭配炒蛋也很美味。這款三明治最好立刻食用，不要帶到路上吃。

★食材：

1顆小型成熟酪梨

1顆檸檬汁

1至2片吐司（最好是傳統的酸種吐司，或非超加工的全麥吐司或雜糧吐司）

7顆小番茄，切半

2顆雞蛋，做成去殼白煮蛋（我個人喜歡半熟蛋）、水波蛋或炒蛋

30公克菲塔乳酪

1撮乾燥辣椒片（可略）

芝麻，當撒料用（可略）

特級初榨橄欖油，當淋醬用（可略）

★做法：

一、酪梨切半，小心移除酪梨籽，挖出果肉，放入碗中，加入檸檬汁，試味，用叉子搗到你喜歡的質地爲止。

二、烤1至2片吐司，置於盤中。

三、將酪梨泥舀到吐司上，均勻鋪平。鋪上番茄，再鋪上雞蛋。

四、撒菲塔乳酪碎、辣椒片和芝麻（若有）。依個人喜好淋上特級初榨橄欖油。上菜！

（四）鷹嘴豆泥蒜蓉香料蘑菇開面三明治

全植

這道食譜是一餐涵蓋多種植物性食材的完美範例（喜歡的話，也可以在炒蘑菇時加一把菠菜）。蘑菇提供維生素B群，鷹嘴豆則富含蛋白質和纖維質。

★食材：

1大匙橄欖油，額外多準備一些當淋醬用（可略）

125公克板栗蘑菇，修菇蒂、切片

1至2瓣大蒜，壓碎

自選香料：2束新鮮現摘百里香／1至2大匙香菜或巴西利粗末

／1撮乾燥綜合香料

鹽巴和現磨黑胡椒，酌量

1至2片吐司（最好是傳統的酸種吐司，或非超加工的全麥吐司或雜糧吐司）

2至3大匙鷹嘴豆泥（自製鷹嘴豆泥食譜參見第五章的「健康鷹嘴豆泥四吃」）

1把挑好、洗過、可直接食用的芝麻葉或西洋菜

炒松子或炒芝麻，當撒料用（可略）

★做法：

一、取一中型炒鍋，以中火加熱橄欖油，炒蘑菇5分鐘，不時翻炒，炒到表面轉為金黃。下蒜瓣，續炒1分鐘左右。

二、加入自選香料，輕輕混合，以鹽巴和黑胡椒調味，試味。關小火保溫。

三、烤1至2片吐司，置於盤中，抹上鷹嘴豆泥。

四、將蘑菇舀過來，鋪上一把芝麻葉或西洋菜。

五、撒上炒松子或炒芝麻，喜歡的話可淋上一點橄欖油。立刻上菜！

紅蘿蔔地瓜扁豆湯

全植

分量：4到6人份

備料時間：10分鐘

烹調時間：40分鐘

沒幾件事是比冷天（或身心不適時）來碗自己煮的熱湯更療癒的了。這道是我最愛的湯品之一，一來因爲有扁豆，所以富含蛋白質和纖維質；二來可以一口氣煮一大鍋，順便就備妥了下一週的午餐（冷凍保存也很方便）。我喜歡搭配烤酸種麵包或熱騰騰的烙餅。

好處：扁豆是纖維質、植物性蛋白質和鐵質的絕佳來源，而且經濟又實惠。維生素C可加強植物性鐵質的吸收，而地瓜和紅蘿蔔都含有維生素C。

★煮湯食材：

1至2大匙橄欖油

4條中型紅蘿蔔，削皮、切丁（重約250公克）

1顆地瓜，削皮、切丁（重約200公克）

3顆中型歐防風，削皮、切丁（重約500公克）

1顆紫洋蔥，切丁

2顆蒜瓣，磨泥

約1 1/2小匙煙燻紅椒粉，酌量使用

400公克罐裝水煮紅扁豆，瀝乾，或100公克乾燥紅扁豆

1.5公升少鹽蔬菜高湯

鹽巴和現磨黑胡椒，酌量

★擺盤食材：

烤酸種麵包或烙餅

1撮乾炒堅果或種子，增添養分（可略）

★做法：

一、取一大型湯鍋，以中火熱油。下紅蘿蔔、地瓜、歐防風和紫洋蔥，煮8到10分鐘，或煮到洋蔥開始變軟。

二、下蒜泥和煙燻紅椒粉，續煮1分鐘，攪拌湯料，使蔬菜裹上調味料。

三、倒入蔬菜高湯和乾燥扁豆（如果是用罐頭扁豆，則到下一步驟再加），煮至沸騰。關小火，燉煮10分鐘。

四、如果是用預煮過的扁豆（罐頭扁豆瀝乾），則加入扁豆，繼續燉煮20分鐘，直到湯汁變得濃稠、所有蔬菜均已軟化。

五、調味，試味，用手持電動攪拌棒打到你想要的濃稠度。

六、舀至碗中，搭配自選麵包趁熱上菜。

保存：完全放涼再封蓋，冷藏可保存3天，冷凍可保存3個月。

地中海莫札瑞拉乳酪青醬番茄捲餅

奶素

分量：2個捲餅

製作時間：10分鐘

烹調時間：5分鐘（可略）

捲餅是我的午餐首選之一，因為不管是在家工作，還是在外面跑來跑去，捲餅都很合適。這道食譜的靈感來自我最愛的一種義式沙拉——卡布里沙拉（Insalata Caprese），此外我加了菠菜以增添養分（喜歡的話，你也可以加入煮熟的雞肉）。一如往常，我喜歡保持彈性——你可以把菠菜換成芝麻葉或任何一種適合做沙拉的生菜，喜歡的話也可以把番茄換成烤時蔬。冷冷地吃很好吃，但如果稍微乾煎一下，捲餅就會有比較酥脆的外皮和融化的莫札瑞拉乳酪內餡。也可以再搭配一道沙拉一起上菜，就又有更多蔬菜了。

好處：全麥捲餅皮或雜糧捲餅皮是纖維質的良好來源，番茄則是茄紅素的絕佳來源，而茄紅素是很強的抗氧化物。莫札瑞拉乳酪是蛋白質和鈣質的良好來源，而且它的飽和脂肪含量比某些乳酪來得低。

★食材：

2張中型全麥捲餅皮或雜糧捲餅皮

2至3大匙新鮮青醬（參見第172頁「青醬義大利麵佛陀碗」食譜當中的自製青醬食譜）

2小把挑好、洗過、可直接食用的菠菜

1球莫札瑞拉乳酪，瀝乾、撕成碎塊（瀝乾後重125公克）

12顆小番茄，切半
現磨黑胡椒，酌量

★做法：

一、將捲餅皮分別放在兩個餐盤上，均勻抹上一層青醬。

二、在每份捲餅中間加一把菠菜，注意不要太靠近餅皮邊緣。撒上莫札瑞拉乳酪碎塊，鋪上切半的小番茄，以現磨黑胡椒調味，試味，輕輕把餡料壓平。

三、將兩側餅皮摺進去、下側餅皮摺上來，並牢牢往上捲起。注意要將餡料包在裡面，側邊都要摺進去。

四、如果要冷冷地吃，斜切兩半即可直接食用，或整個完整的捲餅放入密封容器冷藏，要吃的時候再切。

五、如果想吃熱的，則取一中型不沾煎鍋，以小火加熱。將未切的捲餅置於鍋中，乾煎2至3分鐘，煎的時候用煎鏟壓一壓，直到底部變得金黃酥脆。輕輕翻面，另一面重複相同步驟。再從鍋中取出置於盤上，斜切兩半，直接食用。

保存：可提前4至24小時做好，用密封容器冷藏，要吃之前再切成兩半。

尼斯鮪魚沙拉

分量：2人份

製作時間：10分鐘

烹調時間：15分鐘

當你在家有很多事要忙或想帶到路上吃，做這道簡單的沙拉就對了。我家餐櫃裡總有幾罐資源永續❺的鮪魚罐頭（最好是水煮的），幾分鐘就能變出一道營養的餐點。生菜的部分可依個人喜好變換，想吃深色綠葉蔬菜（鐵質含量較高）的話可選擇菠菜。這道食譜是一個可以根據個人口味客製化的基礎，舉例來說，你可以加入紫洋蔥丁或蔥花，也可以把綠橄欖換成黑橄欖，或是加入甜玉米之類傳統尼斯沙拉不會用的食材，以增添蔬菜的種類。

好處：雞蛋是完全蛋白質，每一顆都是一座營養發電廠，提供了多種有益心臟健康和腦部健康的維生素和礦物質。鮪魚也是經濟實惠的蛋白質絕佳來源。盡可能選用資源永續的鮪魚，用水煮罐頭又好過鹽漬罐頭和油漬罐頭。

★沙拉食材：

約8到10顆迷你馬鈴薯

75公克四季豆，剝掉筋絲

3到4顆（依胃口而定）雞蛋

---

❺資源永續海鮮意指善待海洋生態、避免因捕撈過度而危及漁業資源之海鮮。英國有MSC海洋資源管理委員會生態標章，台灣則有海洋之心永續海鮮認證標章。

2顆小型綠寶石萵苣，切除蒂頭、挑掉老葉、切絲

100公克（約7顆）小番茄，切半

50公克新鮮去核黑橄欖

160公克水煮或橄欖油漬罐頭鮪魚，瀝乾、分成碎塊

★沙拉醬食材（會有剩餘醬料可供下次使用）：

4大匙特級初榨橄欖油

1 1/2大匙檸檬汁

1顆蒜瓣，磨泥

1小匙第戎芥末醬

鹽巴和現磨黑胡椒，酌量

★沙拉備料步驟：

一、裝一鍋冷水，加鹽，倒入生的迷你馬鈴薯，鹽水要蓋過馬鈴薯。煮至沸騰，關小火燉煮10到15分鐘，直到馬鈴薯軟化。瀝乾，放涼。如有必要就將較大顆的馬鈴薯切半。

二、同時以滾水川燙四季豆，煮到個人喜歡的熟度爲止。瀝乾，用冷水快速沖涼。再次瀝乾，用紙巾按一按，將水分吸乾。

三、用滾水將雞蛋煮到你喜歡的熟度（以存放在室溫的大顆雞蛋而言，煮6分鐘有流心、煮7分鐘接近凝固、煮8分鐘軟嫩定型、煮10分鐘全熟。中型雞蛋視需要調整時間）。將白煮蛋瀝乾，置於冷水中放涼，可用手碰時再剝除蛋殼。靜置一旁。

★沙拉醬步驟：

四、把所有食材裝進一個小罐子，蓋上蓋子搖勻。試味，如有必要再調味。

★沙拉組合步驟：

五、將綠寶石萵苣分成兩盤，撒上小番茄、橄欖、四季豆和馬鈴薯，加入鮪魚，將白煮蛋切半（或切成四分之一）鋪上去。

六、酌量淋上沙拉醬。上菜！

保存：一淋上醬汁最好立刻食用。若是事先做好以備午餐之用，則先不要加沙拉醬，裝進密封容器冷藏。請於24小時內享用，上菜前再加沙拉醬。剩餘的沙拉醬冷藏可保存4天。

第三週結束的反思

是反思過去這一週的時候了。要寫下來還是記在心裡完全取決於你，但若想有效改變習慣，寫下來總是比較好。

反思問題

想想你對下列問題的答案：

- **新的午餐選擇對你的精神、體力和整體情緒有何影響**？這些方面有沒有任何改變？
- **你做到在中午的時候少吃一點超加工食品了嗎**？想想你換掉了哪些餐點。
- **少吃超加工食品、多吃全食物是否讓你下午感覺較好**？如果答案是肯定的，希望這能爲你凸顯出多吃健康的全食物、少吃超加工食品的好處。想想享用親手做的一餐帶來的幸福與滿足。我們對自己付出心力的事物會更珍惜，自己做的菜也不例外。你可能也會發現，在吃自己煮的午餐時，你吃得更用心了，而這也有助於改善消化。
- **你是否選擇自製三明治、捨棄市售特價套餐**？如果保持下去，一個月可以省多少錢？
- **不將就於超加工食品，親手做營養豐富的一餐，你是否從中找到了樂趣**？
- **你的日常作息有哪些實際的改變**？抽出時間做更多準備和規劃午餐品項，對你來講是小事一樁，還是一大挑戰？
- **如果已經自備午餐了，你是否就沒那麼想去買超加工的配餐、**

飲料或零食了呢？還有其他附帶的好處嗎？你的糖分攝取量是否減少了？

- **這一週有什麼不順利的地方**？想想你所碰到的阻礙，從中學習並做出調整是未來成功的關鍵。
- **有沒有哪些日子是你很忙或缺乏食材，不得不選擇超加工午餐**？若有，你選擇的是較有營養還是較不營養的品項？事後你的感受如何？重點不在於罪惡感或羞愧感，而在於學習和改變。

別忘了，這一路上會有起起伏伏，不是直線前進的。但跌倒不是失敗，沒辦法重新站起來才是失敗。本書會幫忙扶你站起來，也會讓你明白跌倒沒什麼大不了。80/20法則意味著仍有偶爾吃吃超加工食品的空間，最終對多數人而言，重點在於減量，而非完全不吃。

只要你大致上是朝正確的方向前進（意即整體的超加工食品食用量較少），那就歡呼一下吧，你成功了！只要持之以恆、堅持不懈、保持彈性，並相信自己。

> 不妨找個已有你想要的健康午餐習慣的人，把他當成榜樣。「你是和你相處時間最多的五個人的平均值。」據說這句名言出自勵志演說家吉姆．羅恩（Jim Rohn）。把這句話套用到健康上，你的健康可說是與你相處時間最多的五個人的平均值。

恭喜你完成第三週的午餐！準備好進入第四週的晚餐了嗎？

第8章
第四週——晚餐

在英國，依地域而定，晚餐常被稱之爲dinner、supper或tea。這一餐是達到每日五蔬果、一天30公克膳食纖維的最後機會，也是對你的睡眠影響最大的一餐。依你有沒有落實「做一餐、吃兩餐」或邊煮這一餐、邊備其他餐而定，晚餐也可以決定第二天吃得多健康。

藉由提供蛋白質和某些營養素，營養均衡的晚餐有助改善睡眠品質。這是因爲富含色胺酸（瘦肉、魚肉和豆腐）、鎂（綠葉蔬菜、豆類和種子類）和鈣（乳製品、綠葉蔬菜，以及連骨頭一起吃的魚肉，例如沙丁魚）的食物，對肌肉放鬆和人體自然的睡眠週期（又稱之爲晝夜節律）有幫助。

請確保你的晚餐不會飽到很不舒服，而且至少是在睡前兩小時吃，才有足夠的時間開始消化，這對預防胃食道逆流（消化不良）很重要。目標是要涵蓋精瘦蛋白質、全穀類和至少兩份蔬菜，最好是不同顏色的蔬菜，以獲取不同種類的營養素。

隨著工作、生活和家務的繁忙漸漸平息，晚餐也是覺察身體的需求和專注在當下的好機會。慢慢吃，注意身體什麼時候開始有吃飽的感覺。大腦大概要花20分鐘意識到你在吃東西並產生飽足感。

晚餐最好要專心在餐桌前吃，同時這也是一個和親友聯絡感情的時間。土耳其、義大利、西班牙和希臘等國家比較有這種社交風氣，相對而言，英國人較能接受在電視機前吃飯。研究顯示，吃飯不專心的人可能在「被動式暴食」（passive overconsumption，即不知不覺過量攝取卡路里）的過程中吃得更多。

非超加工和超加工晚餐選項比一比

晚餐可吃的食物範圍很廣，如果時間緊迫，超加工食品就可能成爲很常見的選擇，例如微波餐點、冷凍披薩、冷凍薯條、泡麵，甚至是炸雞和炸魚薯條之類的外賣餐點。許多典型的外賣餐點和速食都含有高度加工的食材和添加物，也含有精製碳水化合物和炸物，這些都可能是反式脂肪（對健康最不好的一種脂肪）的來源。

多數微波即食餐點也被歸類爲超加工食品，而且往往跟外賣餐點很類似，都是蔬菜含量很低，卻含有大量的飽和脂肪和精製碳水化合物，以及用來增添風味、延長保存期限、提高便利性的鹽分、添加物和防腐劑。如果要吃微波即食餐點，請選擇含有精瘦蛋白質（例如豆類或雞肉）和各種蔬菜（或自己加料）的品項，並盡可能選擇糙米之類的全穀物。以千層麵爲例，你可以用片狀的生麵、瓶裝番茄泥、煮熟的蔬菜和瘦絞肉自己做，也可以買現成的微波即食千層麵。後者無疑比較快速，但蔬菜含量可能少了許多（以壓低售價），鹽分和飽和脂肪含量卻較高。然而，有時微波餐點是你唯一的選擇，在這樣的情況下，自己加蔬菜或配一份沙拉可能是提高膳食纖維和營養價值唯一的辦法。

不過，如同前面的章節所述，我們不應將所有的超加工食品妖魔化，包括微波餐點和外賣餐點在內，因爲超加工食品偶爾還是有存在的必要，也能拉近「自己煮」與「便利性」之間的距離，是一種很受歡迎的過渡方式。

媒體有許多關於紅肉和加工肉品的報導，把觀眾嚇得以為要完全避開才行。大量食用確實不鼓勵，但在健康均衡的飲食中仍可出現這類肉品，尤其是新鮮的瘦肉類。世界癌症研究基金會（World Cancer Research Fund，簡稱WCRF）建議一週不要吃超過350至500公克的熟紅肉和加工肉品（相當於一週吃三頓左右）。

從非超加工晚餐、較有營養的超加工晚餐到較不營養的超加工晚餐，下一頁的比較表呈現了三種不同的選項。

非超加工晚餐實例	較有營養或熱量較低的超加工晚餐實例	較不營養或熱量較高的超加工晚餐實例
用全麥捲餅皮或披薩皮、番茄泥、兩把蔬菜丁和現刨乳酪（全食物食材、極少添加物）自製披薩	超市現做的雞肉蔬菜薄皮披薩，配一份綠葉生菜沙拉	超市義式臘腸口味冷凍披薩，配炸薯條和番茄醬
紅椒粉烤鮭魚，配糙米飯和青花菜	微波即食餐盒：內有糙米飯、綠葉蔬菜、鮭魚排佐巴西利蒜香醬	外賣炸魚薯條，配奶油抹吐司
豆腐炒青菜、全麥麵條、自製醬料	市售微波即食熟麵拌甜辣醬，配冷凍三色豆和拆封即食雞肉	速食泡麵：雞肉風味杯麵
用素黑豆漢堡排、（非超加工）全麥漢堡包和生菜自製漢堡，配自製地瓜薯條	全麥漢堡包超市素黑豆漢堡排、微波冷凍薯條配番茄醬	微波即食香雞堡，配薯條和全糖碳酸飲料

如何選購最佳的冷凍披薩和冷凍薯條

披薩是許多英國家庭的心頭好，有些家庭甚至把吃披薩當成每週的儀式。我也很愛這種例行美食儀式，絕不會勸你不要這麼做。不過，我們來比較一下兩種市售商品和一種自製版的披薩，看看選擇哪一種可以改善營養攝取的狀況，並達到少吃超加工食品的終極目標。

晚餐一（較不營養的超加工食品）：義式臘腸厚皮披薩、微波冷凍薯條、番茄醬

厚皮披薩成分：小麥粉、水、全脂莫札瑞拉軟質乳酪（牛乳）（13%）、煙燻臘腸（6%）〔豬肉、豬肉脂肪、鹽、右旋葡萄糖、抗氧化劑（抗壞血酸鈉、抗壞血酸、迷迭香萃取物）、煙燻風味鹽、紅椒粉萃取物、白胡椒萃取物、防腐劑（亞硝酸鈉）、辣椒萃取物〕、番茄糊、煙燻火腿重組肉（3%）〔豬肉、鹽、右旋葡萄糖、糖、穩定劑（二磷酸二鈉、三聚磷酸鈉）、抗氧化劑（抗壞血酸鈉）、防腐劑（亞硝酸鈉）〕、辣味牛肉（3%）（牛肉、辣椒）、酵母、菜籽油、右旋葡萄糖、玉米澱粉、鹽、羅勒、糖、調味劑、酵母萃取物、蒜泥、卡宴辣椒、辣椒、大蒜粉、孜然粉、黑胡椒、香菜、洋蔥粉、起司粉（牛奶）、紅椒粉萃取物、奧勒岡葉、辣椒萃取物、麵粉處理劑（抗壞血酸）。

每半份披薩含熱量465大卡（23%）、脂肪14.7公克（21%）、飽和脂肪6公克（30%）、糖5.4公克（6%）、鹽1.8公克（30%）。

冷凍薯條成分：馬鈴薯（92%）、葵花油、米製粉、馬鈴薯澱粉、糊精、鹽、右旋葡萄糖、薑黃粉。

煮熟後每份含有熱量259大卡（13%）、脂肪7公克（10%）、飽和脂肪0.7公克（4%）、糖0.3公克（小於1%）、鹽0.52公克（9%）。

番茄醬成分：番茄糊、糖、酒精醋、修飾玉米澱粉、鹽、洋蔥粉、調味劑、大蒜粉、辛香料。

每大匙含有熱量14大卡、脂肪0公克、糖2.8公克、鹽0.19公克。

晚餐二（較有營養的超加工食品）：蔬菜薄皮披薩、辣味薯條、低糖低鹽番茄醬

蔬菜薄皮披薩成分：小麥粉、番茄糊、莫札瑞拉全脂軟質乳酪（牛奶）（7%）、漬烤紅黃椒（7%）（紅椒、黃椒、葵花油、糖、鹽、濃縮檸檬汁、大蒜、辣椒）、水、切達乳酪（牛奶）（5%）、紅椒和黃椒（5%）、菠菜（3.5%）、紫洋蔥（3.5%）、青蔥（2.5%）、洋蔥、艾曼塔中脂硬質乳酪（牛乳）、低脂鮮奶油（牛乳）、法式酸奶油（牛乳）、酵母、右旋葡萄糖、菜籽油、鹽、藍紋乳酪（牛乳）、葵花油、大蒜、糖、豌豆澱粉、乾燥香草、辛香料、馬鈴薯澱粉、酸麵團酵種（小麥種）。

每半份披薩含有熱量350大卡（18%）、脂肪10.7公克（15%）、飽和脂肪5.7公克（29%）、糖7公克

（8%）、鹽1.1公克（18%）。

辣味薯條成分：馬鈴薯（93%）、葵花油、米製粉、鹽、馬鈴薯澱粉、糊精、大蒜粉、黑胡椒、紅辣椒片、洋蔥粉、香料、辣椒粉。

每份含熱量153大卡（8%）、脂肪3.6公克（5%）、飽和脂肪0.4公克（2%）、糖0.5公克（1%）、鹽0.41公克（7%）。

低糖低鹽番茄醬成分：番茄（每100公克番茄醬使用174公克番茄）、酒精醋、糖、鹽、香料香草萃取物（含香芹）、甜味劑（甜菊醣苷）、香料。

每大匙含有熱量10大卡、脂肪0公克、糖1.7公克、鹽0.14公克。

晚餐三（非超加工食品）：自製披薩、薯條配番茄醬

自製披薩成分：全麥披薩麵團（用作基底）、番茄糊（新鮮番茄泥、大蒜、香草、鹽、胡椒）、莫札瑞拉乳酪（牛乳）、甜椒絲、洋蔥、蘑菇、橄欖、熟雞胸肉。

薯條成分：馬鈴薯、橄欖油、紅椒粉、大蒜粉、鹽、胡椒。

自製番茄醬成分：新鮮番茄泥、蘋果醋、蜂蜜、鹽、洋蔥粉、大蒜粉。

或市售非超加工番茄醬成分：番茄（每100公克番茄醬使用148公克番茄）、酒精醋、糖、鹽、香料香草

萃取物（含香芹）、香料。

你可能猜到了，義式臘腸厚皮披薩的卡路里、脂肪和鹽含量最高，三者加在一起，食用過量的話可能導致高血壓，危及心臟健康。蔬菜薄皮披薩的卡路里和脂肪含量較低，也因爲蔬菜的緣故而比臘腸披薩提供了更多的營養素。毫不意外，在各類披薩中，自製的比較好，尤其是在含鹽量的部分。整體而言，全麥麵團和新鮮蔬菜的使用讓這份披薩成爲營養均衡的一餐。如果要再增加纖維質和營養素的攝取量，你可以爲前述任何一種披薩餐配上一份新鮮沙拉，例如用綜合生菜、番茄、小黃瓜、紫洋蔥和酪梨做成一份沙拉。

現在，讓我們將注意力轉向另一種很受歡迎的便利餐點——速食麵！下述兩個例子都是超加工食品，但比較一下這兩者有助你下次沒空下廚時做出正確的選擇。

較不營養的超加工杯麵成分：麵體（95.3%）：乾燥麵條（64%）〔小麥粉（含碳酸鈣、鐵質、菸鹼素、硫胺素）、棕櫚油、鹽、固化劑（碳酸鉀、碳酸鈉）〕、小麥粉、麥芽糊精、增味劑（麩胺酸鈉、鳥苷酸二鈉、肌苷酸二鈉）、糖、馬鈴薯澱粉、萊姆果汁粉（麥芽糊精、萊姆果汁）、調味劑、氯化鉀、辛香料（卡宴辣椒、大蒜粉、煙燻辣椒粉）、酵母萃取物、棕櫚油、洋蔥粉、鹽、紅椒、香草（香菜、奧勒岡葉）。醬料包（4.7%）：辣椒醬（水、酒精醋、修飾玉米澱粉、鹽、孜然粉、香料、卡宴辣椒）。

較有營養的微波即食熟麵成分：熟粉絲（29%）（米

製粉、水、麻油、菜籽油)、水、素豆條(13%)〔水、濃縮大豆蛋白、葵花油、香料、右旋葡萄糖、糖、薑泥、蒜泥、米酒、玉米粉、發酵黃豆、馬鈴薯澱粉、麻油、辛香料、米醋、鹽、小麥粉、色素(紅椒粉萃取物、普通焦糖)、大蒜、紅麴米、芝麻籽油〕、豆芽、紅蘿蔔、紅辣椒、豆腐(水、黃豆)、春綠甘藍、青蔥、菜籽油、蒜泥、薑泥、糖、辛香料、鹽、玉米粉、發酵黃豆、小麥、香菜末、蔬菜濃縮汁(紅蘿蔔、洋蔥、韭蔥)、洋蔥、芥末粉、辣椒乾、米製粉、葵花油。

超加工杯麵和超加工微波即食熟麵之間的差異頗爲顯著。前者含有固化劑和增味劑等添加物,鹽分很高又缺乏纖維質,而且不含任何蔬菜。後者卻含有蛋白質和各種蔬菜,例如豆芽和紅蘿蔔,也含有較爲健康的脂肪,例如芝麻籽油,並且是用辛香料來增添風味。儘管這道以熟麵爲主食的微波餐鹽分還是很高,但每份提供了較多的纖維質,並且涵蓋了各種蔬菜和植物性蛋白質,讓它成爲更均衡的飲食選項,不只提供多種營養素,也帶來更大的飽足感。

兩者都是方便的選擇,但從營養的角度看來,比較新鮮的微波即食餐比較健康,添加物也較少。

晚餐的超加工食品有什麼常見的問題?

你可曾在吃了太多超加工食品或太多糖之後難以入睡?有些研究發現,睡眠品質不佳和超加工食品含量高的飲食有關,尤其精製碳水化合物可能導致血糖驟升又驟降,干擾人體自然平靜下來的過程,導致情緒躁動，而對恢復精神的深度睡眠造成影響。

包括胃食道逆流①（消化不良）在內，爲避免因消化造成的睡眠問題，請安排在睡前至少兩小時吃營養均衡又豐富、自己在家煮的晚餐，一定要有大量的蔬菜、精瘦蛋白質（例如雞肉、魚肉、豆類或別種非超加工的植物性食材）和全穀物。全穀物會提供緩釋型的能量，並促進消化健康，提高一夜好眠的機會。盡量不要太晚吃晚餐——比平常晚回家的日子，就先安排好可以快速加熱的剩飯剩菜，或事先做好退冰即食的餐點，以節省時間。

晚餐少一點加工、多一點健康的要訣

以下要訣可以讓你的晚餐少圍繞著超加工食品打轉，並帶來健康多很多的結果。

- **把蔬菜變成餐盤上的主角**：這些年來，在我的診所或座談會上，和成千上萬的人聊過以後，我發現許多人的餐盤不是被肉類（蛋白質）占據，就是被馬鈴薯（碳水化合物）占據，蔬菜往往只是點綴。新鮮蔬菜和冷凍蔬菜（以及生菜沙拉）都不是超加工食品，應該要讓它們當你家晚餐的主角。至少要以兩把蔬菜爲目標，例如一把花椰菜和一把青花菜，這就提供了每日五蔬果當中的兩份，另外再搭配鮭魚和糙米飯。
- **選擇多采多姿的顏色**：餐盤上（天然）的顏色越多越好。顏色多不只代表食物的多樣性（這是腸道菌叢健康的關鍵，可能影

①若是改變飲食習慣，症狀依然持續，請找你的全科醫生聊聊。（譯注：在台灣，若有胃食道逆流症狀，應至胃腸肝膽科求診。）

響從免疫力到情緒的一切），也代表各式各樣的植化素（植物生化素）、維生素和礦物質。

- **分配餐盤上的比例：**你選擇的蔬菜應該占餐盤上三分之一到二分之一的空間，接著周邊擺滿四分之一到三分之一的蛋白質（例如鱈魚排、雞肉或炒豆腐），剩下的四分之一到三分之一則是複合碳水化合物（例如全穀物和澱粉類蔬菜，前者如糙米飯、藜麥或全麥義大利麵，後者如地瓜或南瓜）。像這樣均衡的比例有助促進飽足感，也有助提高這一餐的纖維質含量，進而有助控制血糖指數。（如果你的活動量特別大，則可能需要更多的碳水化合物。）
- **以健康的脂肪作爲點綴：**脂肪並不可怕，適度使用的話對飲食有加分的作用，不只是就口味而言，從提供營養和促進維生素吸收的角度而言也是（人體需要脂肪才能吸收維生素A、D、E、K）。可在沙拉當中加約一大匙橄欖油之類的健康脂肪，或是炒菜時加一大匙堅果碎或堅果片。
- **選擇較爲健康的烹調方式：**選擇有助保留營養素又不會用到很多油的烹調方式（而且一定要用新鮮的油，以免形成不好的反式脂肪），例如烘烤、清蒸、川燙、微波（對，這是烹調蔬菜的好辦法）、氣炸、慢燉或炙烤。這些方式有助保留食物中的維生素和礦物質，同時有助減少攝取任何不健康的脂肪。烹調或準備餐點時，如果要用橄欖油或菜籽油（蔬菜油），請選擇顏色較深的油當沙拉的淋醬或義大利麵的醬料，高溫烹調則用較爲精製的橄欖油或蔬菜油（顏色較黃），因爲後者的熱穩定性較高（因此不會產生油煙或油臭味）。
- **擁抱全穀物：**將精製（或白色）穀物換成全穀物（通常偏棕

色），後者不只有更多纖維，升糖指數往往也較低，這代表能量會逐漸慢慢釋放。

- **自製調味料**：對某些人來講這可能太遙不可及了，但自製番茄醬之類的調味料可讓你掌握健康的方向盤。市售調味料不只高鹽、高糖，防腐劑的含量也很高。
- **挑選成分較少的微波即食餐點，並自己添加蔬菜**：如果要買即食餐點，請無視包裝正面的廣告詞，翻到背面看看成分表，選擇以全食物（例如魚肉、豆類、馬鈴薯和蔬菜）爲主、添加物（例如乳化劑和增味劑）又較少的品項。在多數情況下，成分表越短越好。自己加沙拉或蔬菜，營養甚至更豐富（買冷凍蔬菜來加熱更快速）。
- **煮一餐、吃兩餐**：規劃分量時，你煮的都要比當餐需要的更多，第二天就可以用來當午餐或晚餐，也可以冷凍起來以備不時之需，改天你時間不夠時就不用叫外送。
- **優先規劃晚餐**：如果只能挑一餐來規劃，那我就會挑晚餐，因爲這一餐常常在家自己煮。而且，對許多人來說，這是辛苦工作一天或忙了一天家務之後很期待的一餐。規劃一下未來一週的晚餐吧，也別忘了不用每晚都做新的餐點！

健康的非超加工晚餐提案

以下是十個使用全食物食材、你可以享用一整週的晚餐提案，翻到本章結尾還有五道我最愛的理想晚餐健康食譜。

一、**地中海豆子燉蔬菜**：對於減少洗碗量而言，一鍋到底的料理很方便。家裡有慢燉鍋的話，你也可以用慢燉鍋來燉。燉菜是攝取蔬菜的好辦法，櫛瓜、甜椒、番茄和奧勒岡葉等乾燥香草都可以拿來加。豆子是高纖維的植物性蛋白質，這道燉菜可以用來配糙米飯（爲了加快速度，我常選擇微波即食的熟飯）。

二、**檸檬風味蒜烤蔬菜雞**：這道烤盤大餐用了烤雞和紅蘿蔔、馬鈴薯、甜椒等各式蔬菜。檸檬汁、大蒜和橄欖油調成的簡單醬料意味著沒有市售醬料的添加物。

三、**甜椒鑲黑豆藜麥**：將煮熟的藜麥（或米飯）、黑豆、罐頭甜玉米、番茄丁和辛香料混合，填入挖空的甜椒，送進烤箱烤到甜椒變軟。趁烘烤的最後幾分鐘撒上起司粉，增添一點美味。

四、**地瓜鷹嘴豆咖哩**：這道用料豐富又可一鍋到底的溫熱菜餚，用椰奶爲底，將地瓜、鷹嘴豆、咖哩粉及其他辛香料融於一鍋。用正宗道地的食譜，自製咖哩醬其實很容易，不用去外面買現成的罐裝咖哩醬——或者，何不先從咖哩膏開始？把市售咖哩膏當成墊腳石，再進階到自製咖哩醬。這道咖哩也可以冷凍起來，留待沒時間下廚的日子再用。淋在糙米飯上，或用全麥饢餅沾了吃，再配一份熟菠菜，就是營養均衡的一餐。

五、**小番茄蘆筍烤鮭魚**：將鮭魚排連同蘆筍、檸檬片和小番茄置於烤盤上或氣炸鍋內，淋一大匙橄欖油，並以鹽巴和胡椒調味。烤到蔬菜熟透、鮭魚肉用叉子分開時呈片狀，搭配自製地瓜條一起上菜。我們應以每週吃兩份魚爲目標，其中一份是含有Omega-3脂肪酸的油性魚（你如果不吃魚，可能就要考慮服用海藻提煉的營養補充錠）。

六、**蔬菜滿滿的醬燒料理：**用炒鍋或大型平底鍋，炒一鍋各式各樣的蔬菜，例如甜椒、青花菜、甜豌豆和紅蘿蔔。加豆腐或雞肉以增添蛋白質，用醬油、蒜泥和薑泥調的醬料來拌炒。倒在煮熟的全麥麵條上。好吃！

七、**烤雞胸希臘米型麵一鍋料理：**雞胸肉加番茄丁、橄欖和米型麵一起烤，以大蒜、檸檬和奧勒岡葉增添風味。直接在鍋中煮熟的米型麵會吸滿所有的風味。

八、**普羅旺斯燉菜配焗烤馬鈴薯：**幫你吃進一堆蔬菜的經典菜餚再加一。試試自己在家做，時間不夠的話，也可以買普羅旺斯燉菜罐頭圖個方便。

九、**蛋炒飯：**想吃外賣餐點❶，又想少吃一點超加工食品嗎？請選擇糙米做的健康版蛋炒飯。用豌豆、紅蘿蔔、洋蔥和炒蛋來炒飯，再用醬油和麻油調味，輕輕鬆鬆就有了一個低升糖指數的晚餐好選擇，吃了不會脹氣，也不會昏昏欲睡。

十、**墨西哥烤蝦夾餅：**蝦肉、甜椒絲、洋蔥絲用墨西哥香料粉和橄欖油拌勻，鋪在烤盤上，烤到蝦肉和蔬菜熟透。搭配全麥餅皮和你最愛的墨西哥夾餅醬料，例如酪梨醬和檸檬汁。蝦肉是很好的精瘦蛋白質，可用來取代牛肉。

輕鬆搞定購物清單：健康晚餐的廚房必備品

有些品項，你可能在前幾週就備妥了，若是如此，直接劃掉即可。

---

❶蛋炒飯是英國常見的中式外賣餐點，作者故出此語。

生鮮農產品和冷藏品項

- 雞肉、瘦牛肉或（非超加工的）素食替代品。
- 雞蛋或豆腐。
- 蝦子、白肉魚或鮭魚。
- 原味優格和乳酪。
- 酪梨。
- 番茄、洋蔥、蘑菇、四季豆、彩椒。
- 萵苣和菠菜。

餐櫃常備品

- 糙米和全麥義大利麵，也可依個人偏好選擇非洲小米或藜麥。
- 馬鈴薯和地瓜。
- 蔬菜罐頭，例如甜玉米罐頭和豌豆罐頭。
- 罐頭水煮魚（例如鮪魚和鯖魚）或番茄義大利麵醬。
- 豆類罐頭，例如腰豆和鷹嘴豆。
- 香草和辛香料。

冷凍食品

- 冷凍蔬菜，例如甜玉米、豌豆、毛豆和菠菜丁。
- 冷凍海鮮，例如原味白肉魚和蝦肉。

如何為成功的晚餐規劃空間

來到第四週，你可能在前幾週就已做了下列某些改變，但如果還沒有，那就趁現在動手吧！

- 用透明的容器裝義大利乾麵條、米及其他穀物，讓你很容易就可以看到家裡有什麼，避免買回重複的東西。
- 用手機或紙筆列一份你愛吃的健康食譜清單，按季節分類，輪流做這些菜餚，例如秋冬吃燉菜、夏天吃沙拉。
- 每月一次廚房斷捨離和大掃除，包括清冰箱和冷凍庫，避免壞掉的調味料在家裡放太久。

非超加工零食、飲料、早餐、午餐和晚餐的菜單規劃表

精神和動力到了晚上可能都比較低落，所以有些人一想到要做飯就心累。但只要事先規劃好，這件事就不會那麼令人卻步了。

要訣：晚餐如果是可以冷凍保存的，例如鷹嘴豆咖哩，我建議你冷凍一、兩份，以備眞的沒有時間或力氣從零開始煮的日子之用。「煮一餐、吃兩餐」，這一點我再怎麼強調也不爲過！

	星期一	星期二	星期三
早餐	香蕉花生醬／堅果醬隔夜燕麥罐 （食譜見第142頁）	白腰豆北非蛋 （食譜見第147頁）	全植燕麥藍莓瑪芬 （食譜見第140頁）
上午點心	蘋果配乳酪	燕麥餅抹堅果醬，鋪上切片香蕉	原味優格撒上莓果，也可依個人喜好淋一點蜂蜜
午餐	青醬義大利麵佛陀碗 （食譜見第172頁）	酪梨泥菲塔乳酪雞蛋開面三明治 （食譜見第178頁）	尼斯鮪魚沙拉 （食譜見第185頁）
下午點心	紅蘿蔔佐市售或自製鷹嘴豆泥 （食譜見第90頁）	黑巧克力椰絲能量球 （食譜見第93頁）	市售小包爆米花，或自己在家用玉米粒來爆
晚餐	印度乳酪咖哩 （食譜見第221頁）	香草鱈魚佐脆皮馬鈴薯烤盤大餐 （食譜見第212頁）	綜合豆辣醬 （食譜見第215頁）
甜點／宵夜			
飲料	白開水和溫熱的薑黃／黃金奶	白開水和熱可可（用熱牛奶、可可粉加一點楓糖漿沖泡而成）	白開水和草莓小黃瓜水果水

星期四	星期五	星期六	星期日
雜糧吐司抹花生醬，鋪上切片香蕉	希臘優格美式鬆餅 （食譜見第138頁）	地瓜煎餅 （食譜見第144頁）	菠菜蘑菇歐姆蛋
健康什錦果仁：以原味堅果、果乾和黑巧克力豆組成	杏桃乾和杏仁果	帝王椰棗鑲堅果醬夾一小片黑巧克力	雜糧餅乾鋪上酪梨和切片白煮蛋
地中海莫札瑞拉乳酪青醬番茄捲餅 （食譜見第183頁）	紅蘿蔔地瓜扁豆湯 （食譜見第181頁）	鷹嘴豆泥蒜蓉香料蘑菇開面三明治 （食譜見第179頁）	有什麼煮什麼週日清冰箱大餐
香料、橄欖油烤白腰豆	免烤果乾燕麥棒 （食譜見第95頁）	西洋梨和一把核桃	烤羽衣甘藍脆片
脆餅碎料烤鮭魚佐地瓜塊 （食譜見第210頁）	蔬菜炒麵 （食譜見第218頁）	全麥餅皮雞肉墨西哥夾餅	餡料滿滿焗烤馬鈴薯
白開水和草本茶（口味自選）	白開水和檸檬薑汁蜂蜜茶 （食譜見第114頁）	白開水和鮮榨紅蘿蔔柳橙汁 （食譜見第112頁）	白開水和椰棗香蕉可可蔬果昔 （食譜見第110頁）

第四週「晚餐」的五步驟健康檢查表

一如我們從第一週就開始的做法，看看下列目標，選出你想努力的項目。

如果是你想達成的目標，就在左欄打個勾，完成後在右欄打勾。

待辦打勾✓	目標	完成打勾✓
	選一樣你最愛的外賣餐點，自己做個比較健康的版本，例如自製披薩鋪滿蔬菜或自己煮雞肉咖哩。	
	把盤面空間當成均衡與否的指南。在餐盤上裝： • 四分之一到三分之一（如有需要再增加）澱粉類的碳水化合物，例如馬鈴薯或米飯（最好是糙米飯）。 • 四分之一到三分之一（如有需要再增加）的蛋白質，例如鮭魚、豆腐或雞肉。 • 三分之一到二分之一的沙拉或蔬菜，例如青花菜和紅蘿蔔。	
	自己幫微波即食餐盒加料，例如另外加一份蔬菜或沙拉。	
	用比較健康的料理方式，例如清蒸、微波或氣炸。	
	規劃接下來一週的晚餐，只要嘗試一道新食譜就好，並確保可以煮一餐、吃兩餐（一週當中至少有一晚煮的量比當餐需要的多）。	

非超加工健康晚餐食譜

在繼續進行到每週的反思和福利週的甜點（希望感覺起來會是最輕鬆的一週，因爲完全沒有強制性）之前，以下提供五道我最愛的非超加工健康晚餐食譜。選一、兩道試試看吧！

- 脆餅碎料烤鮭魚佐地瓜塊
- 香草鱈魚佐脆皮馬鈴薯烤盤大餐
- 綜合豆辣醬
- 蔬菜炒麵
- 印度乳酪咖哩

脆餅碎料烤鮭魚佐地瓜塊

分量：2人份

備料時間：5分鐘

烹調時間：30分鐘

多虧了我媽，我做這道家常菜已經好多年了，因爲它不只簡單、美味，又有滿滿的營養素（而且是讓不愛吃魚的人也能享受吃魚的大絕招）。你只需要幾樣食材和少少的料理步驟，很適合忙碌的週間晚上，體力和時間都不夠卻還是想享用營養的一餐時。這道食譜雖然用了青花筍，但我喜歡隨著季節變換當令的時蔬，用四季豆、蘆筍、菠菜、恐龍羽衣甘藍都很搭。請選擇資源永續的鮭魚，這樣不只對你的健康好，也對海洋的健康好。

好處：鮭魚是蛋白質和Omega-3脂肪酸的絕佳來源，有益心臟和腦部的健康。每週魚肉建議食用量爲兩份，這道烤鮭魚就可算作其中的一份。

★食材：

3片雜糧小麥脆餅，（用杵臼或擀麵棍）壓碎

1把新鮮香菜或巴西利，切粗末；或自製青醬（參見第7章「青醬義大利麵佛陀碗」中的自製青醬食譜）

橄欖油，當淋醬用

鹽巴和現磨黑胡椒，酌量

2片鮭魚排

約滿滿6大匙希臘優格

2顆中型地瓜，洗淨、切楔形塊狀

義大利香料，酌量

2把（約160公克）青花筍

★做法：

一、一般烤箱預熱至攝氏200度、旋風烤箱預熱至攝氏180度。

二、將壓碎的小麥脆餅倒入碗中，加入新鮮香菜（或巴西利或自製青醬）、橄欖油和調味料，試味後再混合在一起。靜置一旁。

三、將鮭魚排（如有魚皮，則魚皮那一面朝下）置於不沾烤盤上，在每片鮭魚排表面抹上優格，撒上小麥脆餅碎料，輕輕往下壓。

四、另取一塊烤盤，鋪上一層地瓜塊，淋橄欖油，以鹽巴和綜合乾燥香草調味。輕晃烤盤，使地瓜塊沾附調味料。

五、將地瓜塊送進烤箱，烤10分鐘，再將鮭魚放進烤箱的另一層，兩盤一起續烤20分鐘，中途將地瓜塊翻面，烤到地瓜塊酥脆、鮭魚熟透（確切時間依鮭魚排的大小和厚度而定）。

六、趁烤箱還在烤的最後5分鐘，清蒸或川燙青花筍。

七、將鮭魚移至餐盤上，搭配地瓜塊和青花筍一起上菜。

保存：這道菜最好立刻食用。吃剩的鮭魚完全放涼後再封蓋，冷藏可保存3天。

香草鱈魚佐脆皮馬鈴薯烤盤大餐

分量：4人份

備料時間：10分鐘

烹調時間：45分鐘

這道蔬菜滿滿、地中海風格的烤盤料理，只需最少的準備工作，也只需洗少量的碗盤，是週間營養晚餐的理想選擇！如同我多數的食譜，這一道也是變化多端，你可以將鱈魚換成別種白肉魚，例如哈克魚，或者也可以用鮭魚，作為每週油性魚建議食用量中的一份（盡可能選擇資源永續的海鮮）。雞胸肉也很好，但別忘了隨之調整烹調時間（依大小而定，雞胸肉只需烤25分鐘，或烤到湯汁變得清澈）。

這道烤盤料理可隨著家中冰箱現有的食材輕鬆調整，例如切片櫛瓜和甜椒，或是加一把橄欖和小番茄（別忘了橄欖會鹹，所以調味時要控制鹽量）。

好處：地中海料理是世界上最健康的料理之一，富含來自堅果和橄欖油的不飽和脂肪，並大量使用當令新鮮的蔬果、香草植物、全穀物和精瘦蛋白質。

★烤料：

750公克迷你馬鈴薯

3大匙橄欖油

1顆無臘檸檬，削皮屑、擠汁

10公克新鮮現摘百里香，切細末；或2小匙乾燥綜合香料

鹽巴和現磨黑胡椒，酌量

2顆紅甜椒、黃甜椒或橘甜椒，去籽、切片

2顆紫洋蔥，剝皮、對切成4塊（較大顆的洋蔥則切成8塊）

4片鱈魚排或鱈魚柳（各重約170公克）

6顆蒜瓣，剝皮

400公克小番茄

★擺盤食材：

新鮮青醬，當淋醬用（可略）（參見第7章「青醬義大利麵佛陀碗」中的自製青醬食譜）

新鮮巴西利或新鮮羅勒葉切末

★做法：

一、一般烤箱預熱至攝氏200度、旋風烤箱預熱至攝氏180度。

二、取一大碗，將迷你馬鈴薯和兩大匙橄欖油、1顆檸檬皮屑、百里香（或綜合香料）、鹽巴、黑胡椒裝入碗中搖勻，再倒入大烤盤中，平鋪成一層。送進烤箱，烤15分鐘。

三、同時，用同一個剛剛拌馬鈴薯的碗，倒入洋蔥、甜椒和剩餘的一大匙橄欖油，以鹽巴和現磨黑胡椒調味、拌勻。

四、取出烤箱中的烤盤，加入蔬菜，混合所有食材。將烤盤放回烤箱，續烤15分鐘。

五、同時，檢查鱈魚有沒有魚刺，再將檸檬汁擠到魚排上。

六、從烤箱取出烤盤，撒蒜瓣和小番茄，拌勻，所有食材平均分布於烤盤上。此時也要將馬鈴薯、甜椒和洋蔥翻面，以確保受熱平均。將鱈魚排（或鱈魚柳）埋入蔬菜中，每片魚肉彼此隔開。將烤盤放回烤箱，續烤12至15分鐘，或烤到魚肉熟透，可用叉子輕鬆剝開（確切需要的時間依鱈魚的大小、形狀和厚度而定，請注意不要烤過頭），蔬菜則變軟、稍微焦糖化。

七、舀到餐盤上，淋上新鮮青醬，飾以新鮮巴西利末或羅勒末。

保存：這道菜餚一煮好立即享用最佳。若有剩菜可先放涼再封蓋，冷藏可保存3天。

綜合豆辣醬

全植

分量：4人份

備料時間：10分鐘

烹調時間：20至25分鐘

這道綜合豆辣醬既營養又美味，也很適合大量備餐，怎麼吃也吃不膩，因爲有各種組合的方式——你可以用墨西哥捲餅皮包一包，搭配簡單易做的酪梨醬和自製莎莎醬；也可以當成餡料，和乳酪絲一起填入，做成焗烤馬鈴薯；或是淋在蒸熟的米飯上，搭配自製烤地瓜塊一起吃。這些全都可以再用你自己選擇的香料和檸檬角，增添一點清新的風味。這道食譜風味濃郁，但仍算溫和，如果你偏好吃得辣一點，根據個人口味調整辣度即可。

好處：豆類和洋蔥、甜椒、番茄等蔬菜富含纖維質，可促進消化健康。酪梨是健康的單元不飽和脂肪和維生素E的絕佳來源。

★辣醬食材：

1至2大匙橄欖油

1顆洋蔥，切小丁

1顆紅甜椒、黃甜椒或橘甜椒，切半、去籽再切丁

3顆蒜瓣，切碎末

2小匙煙燻紅椒粉

1小匙（或酌量）微辣辣椒粉

2小匙孜然粉

1小匙乾燥奧勒岡葉
1大匙番茄糊
1小匙無糖可可粉
400公克罐頭番茄丁
400公克罐頭綜合豆，洗淨瀝乾
400公克罐頭黑豆，洗淨瀝乾
鹽巴，酌量

★酪梨醬食材：

2顆中型成熟酪梨，去皮、去核、切片
2顆蒜瓣，切碎末
1大匙新鮮香菜末（可略）
檸檬汁，酌量
1撮辣椒片，酌量添加（可略）
鹽巴，酌量

★盛盤食材：

焗烤馬鈴薯、自製烤薯塊或糙米飯
新鮮香菜末或蝦夷蔥末
青蔥末
自選原味優格（可略）
乳酪絲或素乳酪絲（可略）
檸檬角（可略）

★做法：

一、取一瓦斯爐、電磁爐皆可用的烤盤，以中火熱油，炒洋蔥和甜椒10分鐘，不時翻炒，直到色澤金黃並開始變軟。

二、下蒜末、煙燻紅椒粉、微辣辣椒粉、孜然粉、乾燥奧勒岡葉、番茄糊和可可粉，繼續翻炒1分鐘。

三、下罐頭番茄丁、綜合豆和黑豆。用100毫升清水將罐頭裡的番茄丁沖淨再下鍋。加一撮鹽巴，拌煮至滾。

四、調整火侯，小火慢滾20至25分鐘，不時攪拌，直到湯汁變濃。

五、趁此同時做酪梨醬：將酪梨肉倒入碗中，用叉子搗碎，搗到你想要的質地爲止（看你喜歡細滑的口感，還是帶有果肉塊的）。混入蒜末、香菜末（若有）和檸檬汁、辣椒片、鹽巴，試味。靜置一旁。

六、辣醬收汁後，試味並根據個人偏好調整調味料和香料。趁熱搭配自選主食上菜，看你要配焗烤馬鈴薯、自製烤薯塊或糙米飯，再舀上一匙酪梨醬。最後用自選配料裝飾一下——我每次都喜歡變個花樣，但我最愛的組合有：新鮮香菜末、蝦夷蔥末、青蔥末、一匙原味優格、乳酪絲和檸檬角。

保存：趁熱吃或完全放涼後裝入密封容器，冷藏可保存3天。酪梨醬裝在密封容器裡亦可冷藏保存3天，但會開始變黑，無法維持鮮豔的綠色——放一顆酪梨核到容器中間有助延緩這個過程。

蔬菜炒麵

可調整為素食版和全植版

分量：2人份

備料時間：5分鐘

烹調時間：15到20分鐘

炒麵是個聰明的好辦法，幾分鐘就能做出營養的一餐，而且樣式多變，很容易根據家中現有的食材或各種飲食需求來調整。我在這份食譜中納入了用吃剩的烤雞來炒的建議，但你可以略過肉類不用，改用豆腐之類的植物性蛋白質，做一份素食友善的炒麵。同理，你也可以將蔬菜的部分換成玉米筍、蘑菇、荷蘭豆或豆芽菜，乃至於變換不同的麵條（雞蛋麵、粉絲、烏龍麵等等）。我也提供了各種配料的建議，好讓你做出一盤全家都適合的炒麵（不是每個人都愛吃辣），並增添多樣性。發揮想像力，創造你自己的招牌炒麵吧！

好處：全麥麵條是纖維質的良好來源，甜椒則富含維生素C，有益免疫系統的健康。芝麻是為餐點多添加一點纖維質、蛋白質和健康脂肪的好辦法。

★自製炒醬食材（會有多餘的分量）：

5大匙低鹽醬油

1大匙麻油

1顆無臘檸檬，刨皮屑、擠汁

2大匙蜂蜜，全植版則用楓糖漿

1小匙蒜泥

2小匙薑泥

1/2小匙中式五香粉或1撮乾燥辣椒片

★炒麵食材：

2份全麥乾麵條（重約130公克）

100公克毛豆

2根青蔥，切蔥花

1根紅蘿蔔，刨絲

1大匙麻油

★炒菜食材：

1至2大匙蔬菜油

1顆紅甜椒、黃甜椒或橘甜椒，切半、去籽、切絲

80公克甜豌豆，縱向切半

約3大匙自製炒醬

約140公克熟雞肉或豆腐（可略）

1至2大匙清水，如有必要再加

★擺盤食材：

芝麻

花生或腰果（可略）

1根紅辣椒，切薄片

青蔥，切蔥花

新鮮香菜末

★自製炒醬步驟：

一、取一小碗，將所有的醬料食材混在一起拌勻，靜置一旁。

★炒麵步驟：

二、根據包裝上的說明，將麵條和毛豆一起煮熟，瀝乾，用冷水洗淨，再瀝乾，和蔥花及紅蘿蔔絲一起倒入碗中，淋上麻油，拌勻，靜置一旁。

★炒菜步驟：

三、取一中型煎鍋，下蔬菜油，開中火熱油。

四、油熱後，下甜椒和甜豌豆，炒5至7分鐘，或炒到蔬菜開始變軟。

五、加入炒醬翻炒，使蔬菜沾附醬料。

六、鍋子離火，倒入麵條和雞肉或豆腐（若有）。輕輕甩鍋，使之沾附醬料，如有必要則加水沖淡，以鬆開麵條。

七、鍋子放回火爐上，輕輕翻炒1至2分鐘，使麵條和雞肉徹底受熱。

八、均分成2碗，撒上芝麻、自選堅果、辣椒薄片（如欲吃辣）、青蔥和香菜末，立刻上菜。

保存：這道菜餚立即享用最佳。炒醬可事先做好，裝在真空密封瓶罐或小型容器內，冷藏可保存5天。

印度乳酪咖哩

奶素

分量：4人份

備料時間：10分鐘

烹調時間：40分鐘

這是一道經典的外賣餐點仿作餐，也是我最愛的一項外賣餐點的健康變化版。如果你從沒吃過印度乳酪，這種乳酪跟哈魯米乳酪很像（這道料理用哈魯米乳酪也很合適），味道溫和、軟硬適中，加進咖哩當中很完美。如果你是肉食者，可以用雞胸肉丁取代印度乳酪，但上菜前一定要確定雞丁都熟透了。

好處：印度乳酪是蛋白質和鈣質的絕佳來源，爲肌肉的修復與重建所必須，並有助維持骨骼健康。

★咖哩醬食材：

1大匙橄欖油

1顆褐皮洋蔥，切丁

2顆蒜瓣，切末

2顆甜椒，切丁

200公克印度乳酪，切小塊

1大匙（或酌量）微辣咖哩粉

1 1/2小匙薑黃粉

1小匙孜然粉

1/2小匙（或酌量）辣椒片

400公克罐裝椰奶

400公克罐頭番茄丁

200公克冷凍豌豆或冷凍菠菜

★盛盤食材：

一抹優格（可略）

新鮮香菜末（可略）

乾炒腰果、杏仁片或椰子片（可略）

米飯或烙餅

★做法：

一、取一寬鍋，以中火熱鍋，下橄欖油和洋蔥，炒3到4分鐘，將洋蔥炒軟。

二、下蒜末、甜椒、印度乳酪和香料，以中火拌炒約5分鐘，使印度乳酪和甜椒沾附香料。

三、下椰奶和番茄丁，攪拌融合，以小火至中火慢滾20至30分鐘收汁。

四、拌入冷凍豌豆或冷凍菠菜，續煮5分鐘，或煮到退冰並徹底受熱。

五、趁熱上菜，依個人喜好撒一點香菜末、一抹優格或一把乾炒堅果，並搭配自選米飯或其他主食。

保存：這道菜餚立即享用最佳，但也可以完全放涼再封蓋，冷藏可保存3天。

第四週結束的反思

拿杯飲料，讓我們反思一下第四週的晚餐吧！

反思問題

想想你對下列問題的答案：

- **你的晚餐餐盤上的組合開始有任何變化了嗎**？或許你多加了一些蔬菜，或是更注意烹調時所用的油量了。
- **你有沒有嘗試任何新的健康烹調方式**？例如微波、氣炸或清蒸？也或許你用了慢燉鍋。
- **清理餐櫃之後，有沒有發現自己拿出遺忘已久的香料來用了**？這麼做有沒有影響你所用的鹽巴量（希望你少用了一點！）？
- **你有沒有找到時間從零開始做（不用超加工食品）至少一餐的晚餐**？感覺如何？
- **你有沒有嘗試一道新的非超加工健康食譜**？順利嗎？
- **你是否注意到消化、體力、甚或睡眠有任何改變**？
- **你喜歡利用剩飯剩菜再吃一次同樣的餐點，還是你需要一點變化，寧可先將餐點冷凍起來，以備未來幾週之用**？你可以據此調整下一週的菜單規劃表。
- **在做飯時，你有沒有無意識地邊做邊吃零食，或隨手拿東西來吃**？若有，下次做飯時要怎麼減少這種情況？能不能改成放一杯水在旁邊？

根據這週的反思，從你的晚餐習慣中找出一、兩個想要繼續改進或實驗看看的地方，或許是探索更多的蔬食食譜、繼續減少超加工食品的食用量，或是多實驗剩飯剩菜不同的吃法。

我們現在已經來到減少超加工食品食用量四週計畫的尾聲了，但我還額外附上了第五週來涵蓋餐後甜點的部分（萬一你就愛吃甜食的話）。如果你不是螞蟻人，也可以直接跳到本書第三部。堅持到了這裡，你做得很好！

本書不是用來一口氣讀完，然後就放下它、忘了它的。不管是有疑問，還是某一餐需要靈感，這是一本隨時供你參閱的書。一次解決一餐，在減少食用超加工食品的旅途上，這本書會一直陪著你。

第9章

第五週（福利週）——餐後甜點

甜點往往是一頓餐點中最令人期待的部分，許多人覺得甜點有另一個專屬的胃！很遺憾，甜點占了超加工食品的一大類，有可能糖分和脂肪含量都很高，經典的微波加熱太妃糖熔岩布丁❶就是一個例子（是很好吃沒錯，但很遺憾仍是一種超加工食品）。你可能在想，我是要怎樣吃甜點卻不吃到超加工食品啦?!咳咳，遵照前文所述的80/20法則，確實有可能適度享用甜點，但還是吃得很健康，無論超加工與否。繼續讀下去，看看要如何蛋糕與健康兼得吧！

小提醒：80/20法則是指80%的時間（亦即絕大多數的時候）吃富含營養的健康食物（亦即全食物）、20%的時間吃養分較低的食物（或高鹽、高糖、高脂的超加工食品）。只要整體飲食均衡又健康，我們就還是能享受營養價值微乎其微的甜點，不必有罪惡感，也不會危及我們的營養目標。因為吃東西不只是為了補充能量，也是為了享受。

❶太妃糖熔岩布丁（sticky toffee pudding）為傳統英式糕點，乃以太妃糖淋醬淋在海綿蛋糕上，外加一球香草卡士達或冰淇淋。

怎樣算太多？

如果你喜歡在餐後來一份甜點，那你並不孤單。但你吃的是什麼甜點，則會決定你的飲食習慣需要做出多少改變。舉例而言，水果優格和原味優格就算淋上一點蜂蜜，也是很營養的非超加工甜點，跟市面上那些巧克力焦糖慕斯杯之類的超加工甜膩點心完全是兩碼子事。如果你的飲食當中幾乎天天都有諸如此類的超加工甜點，那可能就要更換一下了，我們接下來就會討論怎麼做。如果你很偶爾才會享受一次，那就放自己一馬吧，畢竟稍稍取悅自己一下對你有好處。

你可以在每週的例行公事中加入一個習慣，就是先看看下一週何時會吃（或想吃）超加工甜點，例如是在慶生會上或看電影時，接著就將這些甜點排進規劃表，屆時好好享受一番！在那天之前或之後，則可計畫比平常少吃（較不營養的）超加工食品。

所以，下次在規劃一週餐點時，如果發覺自己在想甜點的事，別忘了你不用謝絕所有的超加工食品，只要在多數時候做出較明智的抉擇即可。如此一來，當你決定要吃那塊蛋糕或那一、兩球冰淇淋時，就會是一個有意識的選擇，而非不自覺的進食行為。甜點是生活中的小確幸，沒有必要徹底放棄。

非超加工、較有營養和較不營養的超加工甜點比一比

說到甜點，我們不乏各種選擇，超市裡往往有滿滿一整排都獻給了甜點。從冰淇淋到微波加熱布丁❷，超加工品項的種類繁多又隨手

❷如同前述太妃糖熔岩布丁，英國人俗稱之「布丁」為蛋糕類甜點，超市有冷凍商品可微波加熱即食。

可得。我們就來看看大家最愛的一款巧克力甜點的三種形式：現成的（高糖、高脂）巧克力慕斯杯、較清淡的巧克力慕斯杯，以及加了可可粉和一點蜂蜜的希臘優格。關鍵是在知情的前提下，對自己想吃什麼、什麼時候吃做出明智的抉擇。

試舉更多實例如下：

非超加工甜點實例	較有營養或熱量較低的超加工甜點實例	較不營養或熱量較高的超加工甜點實例
希臘優格加可可粉和一點蜂蜜，撒上一把莓果或堅果碎	市售清淡款牛奶巧克力慕斯杯	市售濃膩款甘納許巧克力慕斯杯
自製健康版石板路巧克力*	市售葡萄乾燕麥餅	市售雙份巧克力脆片餅乾
自製西洋梨杏仁糕*	市售低糖水果雪酪	市售巧克力冰淇淋
自製櫻桃酥粒派*	奶布丁，例如米布丁或水果卡士達	市售巧克力蛋糕

*這幾個品項的食譜可於本章末尾找到。

如何在兩種超加工甜點中做出選擇

讓我們來看看上表所列兩種超加工巧克力甜點的營養差異。

較不營養的甘納許巧克力慕斯杯成分：牛奶巧克力

(40%)〔糖、可可脂、全脂奶粉、可可塊、乳化劑（大豆卵磷脂）、天然香料〕、打發鮮奶油（牛乳）、殺菌蛋白液、殺菌蛋黃液、有鹽奶油〔奶油（牛乳）、鹽〕、全脂牛奶、黑巧克力（6%）〔可可塊、糖、低脂可可粉、乳化劑（大豆卵磷脂）〕、糖、葡萄糖漿、穩定劑（關華豆膠、黃原膠）、防腐劑（山梨酸鉀）、低脂可可粉、酸度調節劑（檸檬酸）、水。

較有營養、熱量較低的超加工低卡牛奶巧克力慕斯杯成分：水、脫脂牛奶濃縮液、比利時牛奶巧克力(6%)〔糖、可可脂、全脂奶粉、可可塊、乳化劑（大豆卵磷脂）、天然香草精〕、糖、修飾玉米澱粉、低脂可可粉、鮮奶油（牛乳）、穩定劑（果膠、刺槐豆膠）、甜味劑（阿斯巴甜、安賽蜜-K）、調味劑。

濃膩款的巧克力甜點含有牛奶巧克力、打發鮮奶油、有鹽奶油和黑巧克力等成分，這幾樣食材的飽和脂肪含量都很高。此外，它也含有關華豆膠、黃原膠和山梨酸鉀之類的穩定劑和防腐劑，超加工食品常用這些添加物來維持口感和延長保存期限。單單一杯就有20公克的脂肪和18公克的糖，以一個相對小份的甜點來講，這樣的脂肪和糖含量很高。

清淡款的牛奶巧克力甜點則以水和脫脂牛奶濃縮液為主要成分，降低了卡路里的含量。它用了修飾玉米澱粉來稠化質地（因此仍是一件超加工食品），並添加了鮮奶油，但脂肪含量較低，不到3公克。它含有果膠和刺槐豆膠等穩定劑，以及阿斯巴甜和安賽蜜-K等人工甜味劑，含糖量減至每杯9.6公克。

我絕不是在說這兩者有哪一個「比較好」，但既然都是超加工食品，如果你從這兩者得到的滿足感差不多，那麼依你食用的頻率而定，選擇低糖、低脂的那一款可能較有益。但在家自製非超加工甜點，顯然比這兩個超加工的例子都好。

非超加工的巧克力甜點，有個很棒的例子是希臘優格加可可粉和一點蜂蜜。這是一道更營養但還是很方便快速的甜點選項。優格含有益於腸道健康的益生菌，也含有蛋白質和鈣質。可可粉爲優格添加了濃郁的巧克力味，卻沒有巧克力棒的添加糖和脂肪。蜂蜜則帶來天然的甜味，從用量的角度來講也很容易自行控制。再加一把莓果或堅果，就又增添了纖維和養分。

吃太多超加工甜點有什麼常見的問題？

多數超加工甜點都是所謂的「休閒食品」，因爲它們沒什麼維生素和纖維質可言，但嚐起來卻美味可口。常吃諸如此類的休閒食品可能導致卡路里攝取過量①，但在整體飲食健康均衡的前提下，偶一爲之則無不可。

多選擇吃自製的非超加工甜點總是對健康比較好，因爲自製的話就能自己掌握所用的食材，並在美味與健康間取得平衡。

甜點少一點加工、多一點健康的要訣

如果你想減少超加工甜點的食用量，不妨參考下列要訣：

---

①依基因、體格（含身體組成）、年齡、生活模式和活動量而定，每個人對熱量都有獨一無二的需求。〔譯注：身體組成（body composition）為體適能領域之術語，指人體各結構的占比。〕

- **自製勝於市售**：盡可能親手做甜點，你就可以自己選擇食材，也就可以嘗試使用天然糖或少用一點糖。
- **考量分量**：如果你選擇市面上現成的甜點，就吃小份一點的，並加一、兩把你最愛的水果。或是捨鮮奶油，選高蛋白原味優格。
- **重質不重量**：享用較小份但令你滿足的甜點，例如一顆濃郁的馬卡龍可能比分量更大的清淡慕斯更令人滿足。分量大小很重要，只有你知道自己對不同食物的反應。
- **融入水果**：把帶有天然甜味的水果當成甜點的基礎，你就可以減少添加糖的使用量。想想烤西洋梨、熬煮莓果醬或什錦水果丁。我個人的最愛是帝王椰棗鑲堅果醬，再淋上或裹上黑巧克力醬，並灑上一點海鹽增添風味。好吃！
- **選擇黑巧克力**：對愛吃巧克力的人來講，可可含量高（70%以上）的黑巧克力是糖分較低、比較健康的選擇，又因其風味濃郁，所以也較難食用過量。
- **嘗試不同的糖**：嘗試不用精製糖，改用蜂蜜、楓糖漿、香蕉泥或椰棗等天然甜味劑來爲甜點增添甜味。舉例來說，香蕉泥對瑪芬蛋糕來講就是很好的黏稠劑和甜味劑。
- **營養豐富的添加物**：加入堅果、種子或全穀物，爲甜點增添口感、纖維質和營養素。舉例而言，紅蘿蔔蛋糕可加杏仁粉，糕體則用全麥麵粉來做。
- **練習正念飲食**：不要邊吃甜點邊做事或邊看別的東西，每一口都要專心享用、細細品嚐，吃完的時候才有更大的滿足感。
- **跳出思考的框框**：巧克力口味的早餐穀片和燕麥棒仍是超加工食品，但往往比典型的巧克力甜點更有營養、更多纖維，糖分也可能較少。

- **嘗試花草茶：**如果你想減少餐後甜點的食用量，有些人發現餐後來杯熱飲有助遏止對甜食的慾望。不妨試試薄荷茶，甚或甘草茶❸也可以。

健康的非超加工甜點提案

以下是五種用全食物當食材的非超加工健康甜點提案，夠你享用一整週！翻到本章結尾，還有四道我最愛的健康食譜（包括一道我一定要放進來的5分鐘馬克杯蛋糕）。

一、**希臘優格撒上自選水果和堅果，淋一點蜂蜜：**杏仁片和堅果碎都跟優格很搭，而且既提供健康的脂肪，也增添了酥脆的口感。如果家裡的優格吃完了，也可以試試把冷凍香蕉打成冰沙，變出一道綿滑的植物性甜點，再撒上巧克力豆（個人首選）和榛果碎。

二、**帝王椰棗鑲堅果醬，淋上或裹上黑巧克力醬：**靜置於冰箱裡等待定型，想吃甜食時拿出來享用。

三、**自製健康版熱巧克力：**只要熱一杯牛奶或植物奶，加入可可粉和你自選的天然甜味劑即可。

四、**堅果醬樹皮巧克力：**只需三種食材的冷凍零嘴！你只要將香蕉切片鋪在防油紙上，抹上自選堅果醬，再淋上融化的巧克力，營造三層樹皮的效果。冷凍定型後，肚子餓時一塊一塊掰來吃或加在優格裡都很棒。

---

❸英人愛吃甘草軟糖（liquorice），故作者提議以甘草茶作為替代方案。

五、**5分鐘橙香巧克力馬克杯蛋糕**：嘴饞但家裡沒有療癒小零嘴時，馬克杯蛋糕眞是救星！這道食譜的美妙之處，在於它比一般馬克杯蛋糕的含糖量少了很多，但依舊不減美味。請參見本章末尾的食譜。

輕鬆搞定購物清單：健康甜點的廚房必備品

有些品項，你家廚房可能前幾週就有了，若是如此，直接劃掉即可。

生鮮農產品和冷藏品項

- 香蕉和新鮮莓果。
- 紅蘿蔔，刨絲以備做紅蘿蔔瑪芬蛋糕。
- 雞蛋，或其他烘焙替代品，例如奇亞籽或亞麻籽粉②。
- 動物奶或植物奶，鈣質強化的乳品又更理想。
- 原味優格、希臘優格。

餐櫃常備品

- 燕麥粉和全麥麵粉，烘焙用。
- 果乾，像是帝王椰棗和杏桃乾。
- 堅果種子類，包括杏仁粉和奇亞籽。
- 堅果醬，例如杏仁醬、腰果醬或花生醬。

---

②在多數食譜中，一顆雞蛋可用一大匙亞麻籽粉混合三大匙水來取代，混合後靜置5分鐘待其稠化。

- 水果罐頭，例如西洋梨罐頭（選浸泡在果汁裡的，不要選浸泡在糖漿裡的）。
- 肉桂粉或老薑粉。
- 可可粉。
- 蜂蜜或楓糖漿。
- 黑巧克力，可可含量最好占70%以上。

冷凍食品

- 冷凍水果，例如冷凍藍莓、櫻桃、鳳梨、芒果、香蕉和草莓。

非超加工零食、飲料、早餐、午餐、晚餐和甜點的菜單規劃表

完整的一週餐點規劃表範例來了！希望不會讓你覺得應接不暇，畢竟我們是循序漸進建立起這份表格的。我知道有些人不愛吃甜食，但我覺得附上甜點的選項供參也不錯，因爲說不定你哪天突然就想吃甜點。你大可略過這個單元，但只要有需要，它隨時在這裡。

	星期一	星期二	星期三
早餐	香蕉花生醬／堅果醬隔夜燕麥罐 （食譜見第142頁）	白腰豆北非蛋 （食譜見第147頁）	全植燕麥藍莓瑪芬 （食譜見第140頁）
上午點心	蘋果配乳酪	燕麥餅抹堅果醬，鋪上切片香蕉	原味優格撒上莓果，也可依個人喜好淋一點蜂蜜
午餐	青醬義大利麵佛陀碗 （食譜見第172頁）	酪梨泥菲塔乳酪雞蛋開面三明治 （食譜見第178頁）	尼斯鮪魚沙拉 （食譜見第185頁）
下午點心	紅蘿蔔佐市售或自製鷹嘴豆泥 （食譜見第90頁）	黑巧克力椰絲能量球 （食譜見第93頁）	市售小包爆米花，或自己在家用玉米粒來爆
晚餐	印度乳酪咖哩 （食譜見第221頁）	香草鱈魚佐脆皮馬鈴薯烤盤大餐 （食譜見第212頁）	綜合豆辣醬 （食譜見第215頁）
甜點／宵夜	水果沙拉和原味優格	黑巧克力和杏仁果	西洋梨杏仁糕 （食譜見第240頁）
飲料	白開水和溫熱的薑黃／黃金奶	白開水和熱可可（用熱牛奶、可可粉加一點楓糖漿沖泡而成）	白開水和草莓小黃瓜水果水

星期四	星期五	星期六	星期日
雜糧吐司抹花生醬，鋪上切片香蕉	希臘優格美式鬆餅 （食譜見第138頁）	地瓜煎餅 （食譜見第144頁）	菠菜蘑菇歐姆蛋
健康什錦果仁：以原味堅果、果乾和黑巧克力豆組成	杏桃乾和杏仁果	帝王椰棗鑲堅果醬夾一小片黑巧克力	雜糧餅乾鋪上酪梨和切片白煮蛋
地中海莫札瑞拉乳酪青醬番茄捲餅 （食譜見第183頁）	紅蘿蔔地瓜扁豆湯 （食譜見第181頁）	鷹嘴豆泥蒜蓉香料蘑菇開面三明治 （食譜見第179頁）	有什麼煮什麼週日清冰箱大餐
香料、橄欖油烤白腰豆	免烤果乾燕麥棒 （食譜見第95頁）	西洋梨和一把核桃	烤羽衣甘藍脆片
脆餅碎料烤鮭魚佐地瓜塊 （食譜見第210頁）	蔬菜炒麵 （食譜見第218頁）	全麥餅皮雞肉墨西哥夾餅	餡料滿滿焗烤馬鈴薯
5分鐘橙香巧克力馬克杯蛋糕 （食譜見第244頁）	優格加可可粉和蜂蜜	櫻桃酥粒派 （食譜見第238頁）	健康版石板路巧克力 （食譜見第242頁）
白開水和草本茶（口味自選）	白開水和檸檬薑汁蜂蜜茶 （食譜見第114頁）	白開水和鮮榨紅蘿蔔柳橙汁 （食譜見第112頁）	白開水和椰棗香蕉可可蔬果昔 （食譜見第110頁）

第五週「餐後甜點」五步驟健康檢查表

如同前幾週，看看下列目標，選擇你在接下來幾天或幾週想努力的事項。

如果是你想達成的目標，就在左欄打個勾，完成後在右欄打勾。

待辦打勾✓	目標	完成打勾✓
	計畫一下哪些晚上你想吃超加工甜點，哪些晚上要吃自製甜點。	
	將原味優格加新鮮或冷凍水果（想要的話也可加蜂蜜）當成簡便快速的甜點選項。	
	從本章食譜中挑一份，這週試做看看。	
	專心品嚐你的甜點，不要邊看別的東西邊吃。	
	在你的下一頓甜點中加一份水果或優格。	

非超加工健康甜點食譜

以下是四道我最愛的非超加工健康甜點食譜。突然想吃甜食時，挑一、兩道試試看吧！

- 櫻桃酥粒派
- 西洋梨杏仁糕
- 健康版石板路巧克力
- 5分鐘橙香巧克力馬克杯蛋糕

櫻桃酥粒派

全植

分量：4人份

備料時間：10分鐘

烘焙時間：35至40分鐘

自製酥粒派實在是一道很療癒的糕點，而這份食譜是我的最愛之一，因爲它善用了你家冰箱和餐櫃可能已有的食材，三兩下就能完成，還是全植友善。如同我多數的食譜，你大有自由發揮的空間——櫻桃可以換成冷凍莓果（藍莓或綜合莓果都很合適），杏仁粉也可以改成用任何一種自選堅果打成粉（榛果好吃！如果你喜歡酥脆一點的口感，就保留一點顆粒，不要打太細）。我強烈建議加玉米粉，因爲冷凍水果會釋出很多的水分，玉米粉有助吸收過多的液體。酥粒派本身就很完美了，但我也喜歡配優格吃。如果有時間，我還會配自製卡士達醬。

好處：櫻桃富含鉀質、維生素C、纖維質和有助保護心臟健康的植化素。堅果是植物性蛋白質、纖維質和健康脂肪的絕佳來源，橄欖油則富含抗氧化物，也是較健康的奶油替代品。

★水果食材：

500公克冷凍去籽甜櫻桃

1至2大匙（或酌量）楓糖漿（可略）

1小匙香草精

1小匙玉米粉

★酥派食材：

100公克中筋麵粉或全麥麵粉

75公克杏仁粉（如果要做無堅果的酥派，則另外再加75公克麵粉）

1/2小匙（或酌量）肉桂粉

45公克傳統燕麥片

60公克楓糖漿

1小匙香草精

4大匙橄欖油

★配料：

原味優格或自製卡士達醬

★做法：

一、一般烤箱預熱至攝氏200度、旋風烤箱預熱至攝氏180度。

二、將冷凍櫻桃倒入烤箱可用的中型深烤皿（約15×22×8cm），淋上楓糖漿和香草精，拌匀，試味，有必要再調整甜度。撒玉米粉，拌匀。平鋪成一層，靜置備用。

三、取一調理碗，加入麵粉、杏仁粉、燕麥片，拌匀。再加入楓糖漿、香草精、橄欖油，用叉子拌匀。麵糊摸起來會濕濕黏黏的，所以要用叉子拌出帶有顆粒狀的質地。

四、將酥粒麵糊鋪在櫻桃上，均勻覆蓋櫻桃。

五、送進烤箱，烤35至40分鐘（確切時間依烤皿的尺寸、形狀和深度而定），或烤到水果沸騰起泡、表面金黃酥脆。

六、從烤箱取出，靜置5到10分鐘，待其定型。

七、搭配自選原味優格或自製卡士達醬享用。

保存：最好趁熱吃。吃剩的烘焙食品完全放涼再封蓋，冷藏可保存3天。

西洋梨杏仁糕

素食

分量：8到12片

備料時間：10分鐘

烘焙時間：25分鐘

在許多糕點中，西洋梨加杏仁的風味都是很經典的組合。我就以這個傳統組合爲靈感，製作我的健康版杏仁糕。除了用全麥麵粉增添纖維質，也將奶油改成橄欖油，一方面營造濕潤的口感，一方面又壓低飽和脂肪的含量。這道超簡單的食譜不需特別的設備，而且可以調整成用不同的水果和堅果（榛果粉搭配罐頭杏桃也是絕配）。如果你喜歡杏仁味濃一點，我也含括了添加杏仁精的選項，但你也可以加香草精，增添一抹淡淡的香草味，或是就維持它原來的風味——加與不加都很美味。特此感謝我的朋友露易莎（Louisa）爲這道食譜的添加物提供靈感！

好處：全麥麵粉提供的纖維質和維生素B有助熱量緩慢釋放，橄欖油和杏仁則提供了健康的單元不飽和脂肪和抗氧化物。

★杏仁糕食材：

130公克全麥自發粉（也可依個人偏好使用白自發粉）

70公克杏仁粉

100公克糖粉

125毫升淡味橄欖油

2顆雞蛋，打散

幾滴或酌量杏仁精或香草精（可略）

150公克自選優格

1罐（約400公克）浸泡在果汁中的切半西洋梨，瀝乾、切片

2大匙杏仁片

1小匙棕色砂糖

★擺盤食材（可略）：

白糖粉，當撒料用

優格

★做法：

一、一般烤箱預熱至攝氏200度、旋風烤箱預熱至攝氏180度。取一21×27cm（8×10 英寸）烤皿，抹油並鋪上防沾黏烘焙紙。

二、取一大碗，加入自發粉、杏仁粉和白糖粉，攪拌融合。

三、下一步加入橄欖油和雞蛋，再次攪拌，融合後加入杏仁精或香草精（可略）和優格，混合均勻，直到麵糊質地細滑。

四、將麵糊舀入烤皿，用刮刀鋪平。

五、將西洋梨片均勻鋪在麵糊表面，撒上杏仁片和棕色砂糖。

六、送進烤箱，約烤22至25分鐘，或烤到表面金黃，用竹籤從中心插入可乾淨俐落拔起。靜置於烤皿中放涼。

七、從烤皿中取出，喜歡的話撒一點白糖粉，切成8到12片方塊，搭配優格享用（可略）。

保存：封蓋可冷藏保存1週，或是一片片分開包好，冷凍可保存3個月。

健康版石板路巧克力

全植

分量：12片

製作時間：15分鐘

放涼時間：3小時

石板路巧克力❹是我童年的最愛，也是我最早學會自己做的東西之一。這道食譜爲傳統版做了點健康的改良，不用棉花糖，以減少使用超加工食品，並用糙米餅和綜合果乾及堅果來營造口感。更有甚者，這也是一個全植友善的版本。所以如果你本身奉行全植飲食，或想跟吃全植的親友分享，這都是一個完美的選擇。你可以調整果乾（例如不用黑葡萄乾、蔓越莓乾或杏桃乾，改用黃金葡萄乾、櫻桃乾或切碎的黑棗乾）和堅果（例如不用杏仁，改用切粗粒的榛果、腰果或花生），創作屬於你自己的版本。

好處：使用綜合果乾和堅果有助增添多樣性、促進腸道健康。水果和堅果都是纖維質的良好來源，有助我們達到每日30公克的建議攝取量。

★食材：

3片糙米餅（總重約22公克）

200公克優質黑巧克力，可可含量至少70%，切小塊

---

❹傳統的石板路巧克力（Rocky road）乃以堅果、巧克力和棉花糖做成，因其硬邦邦的口感而得名。

50公克細滑的杏仁醬（或別種自選堅果醬）

15公克楓糖漿

40公克蔓越莓乾或杏桃乾

40公克黑葡萄乾

40公克杏仁果，切粗粒

★**做法：**

一、在長、寬各18公分（7英寸）的方形烤模內鋪上防沾黏烘焙紙。

二、將糙米餅裝在冷凍袋裡，用擀麵棍小心搗碎。要搗成小小的碎塊，但仍有完整的顆粒（亦即不要碎得像麵包粉）。靜置備用。

三、在一鍋微滾的水上放一只碗，用隔水加熱的方式融化黑巧克力，不時攪拌，直到質地細滑有光澤（或是裝在微波爐可用的碗裡，反覆加熱30秒，趁每次的間隔攪拌一下）。拌入杏仁醬和楓糖漿。離火。放涼5分鐘。

四、拌入蔓越莓乾、黑葡萄乾、杏仁粗粒和糙米餅碎粒，攪拌到所有食材都裹上巧克力。倒入備用的方形烤模內，將表面抹平。蓋起來，放涼至少3小時，或放到完全定型爲止。

五、從烤模中取出，用鋒利的刀子切成12片。開動！

要訣：先將刀鋒加熱再切，可切出更乾淨俐落的酥塊。

保存：裝進密封容器冷藏可保存1週，要吃之前的15至20分鐘（依室溫而定）拿出來退冰，退過冰較容易入口。

5分鐘橙香巧克力馬克杯蛋糕

奶素／可調整成全植版

分量：1杯

備料時間：5分鐘

微波時間：1分鐘

如果你像我一樣，那麼晚餐之後來一份甜食，對你來講就會是一大享受。市面上那些裝在玻璃器皿裡的夢幻甜點雖然美味，價格卻不便宜，又因為它們的成分而應節制食用。這道甜點可能用你家廚房現有的材料就做得出來，成本低廉又沒有添加糖。

要訣：如果糕體會塌陷，試試看不要過度攪拌麵糊，並根據你家微波爐的火力調整設定數值，也可以試試用不同形狀／尺寸的杯子。

★食材：

3大匙（平匙）（30公克）自發粉

1/4小匙泡打粉

2小匙可可粉

1小匙棕色砂糖

3到4大匙動物奶或植物奶（任選一種）

半顆柳丁，榨汁、刨皮屑

1大匙巧克力豆

1小匙柳橙果醬（可略）

1撮白糖粉（可略）

★做法：

一、取一中等大小的馬克杯，加入乾食材（巧克力豆除外），攪拌融合。

二、接著加入乳品和柳橙汁，攪拌融合，直到質地細滑。

三、加入巧克力豆，再次混合，接著加一小匙果醬在正中央（可略），舀一匙麵糊蓋住果醬，使其包覆在巧克力麵糊中。

四、送進微波爐，加熱60至90秒（依馬克杯的尺寸而定），或加熱到頂部凝固定型（注意時間，小心不要滿出來）。撒上柳橙皮屑和白糖粉（可略）。開動！

第五週結束的反思

花點時間想一想你有多常吃甜點、你所選擇的甜點類型，以及你吃得用不用心。

反思問題

想想你對下列問題的答案：

- **你有沒有試試將一款吃慣了的超加工甜點換成用自製的**？比較起來口味如何？
- **超加工甜點相較於有營養的自製甜點，你吃過之後的感受如何**？
- **有沒有任何時候你可以選擇健康甜點，但卻選擇了超加工甜點**？下次你會有什麼不同的做法？

要記得，這些問題的答案沒有對錯，只是給你一個機會深入探究自己有什麼飲食習慣、又爲什麼會這樣，從中得到的資訊有助你在未來做出更好的選擇。

那現在呢？首先，恭喜！做得好！你已經有意識地少吃超加工食品一個月了。對邁向更好的健康狀況來講（身心雙方面皆然），這是很大的一步。無論是多小的改變，目前爲止的任何改變都值得你驕傲，因爲「有在做」和「持續做」才是最重要的。儘管快要接近本書的尾聲了，別忘了這只是你的健康飲食之旅的起點。當你開始以更有研究精神的眼光看待自己吃的食物時，我也希望你能多多重溫這本書。接下來兩章很重要，在減少超加工食品整體食用量的旅途上也會對你有幫助，務必一讀。

第三部

展望未來

第10章
如何在預算內不吃超加工食品

做得好！一路走到這裡，顯示出你有心要爲自己的飲食和健康做出長期的改善。在這一章，我想分享一些精打細算的策略，以助你無論預算如何都能做出更健康的選擇，循序漸進減少超加工食品的食用量。

預算有限時規劃菜單和採買食材的通用要訣

在預算有限的情況下，採買健康的食材可能顯得遙不可及。然而，只要做一點菜單規劃就有助你達到營養和健康的目標，同時又管理好你的財務和食物浪費的狀況。以下是幾項在預算有限時少吃超加工食品的要訣：

一、**寫菜單規劃表和購物清單**：沒有擬定一週菜單和相應的購物清單就去採買，可能會讓你淪爲超加工食品促銷手段的受害者，也可能造成食物的浪費。按照你的需求，計畫煮更多的量，第二天或時間不夠時，就有剩飯剩菜可以利用（煮一餐、吃兩餐）。

二、**精明運用食材**：規劃每週菜單時，試著重複使用相同食材，以避免浪費食物。舉例而言，紅蘿蔔能不能既用來做波隆那肉醬，也用來當你的上午點心？（爆雷警告：能！你可以的！）或者，你能不能安排在一週的尾聲做一份歐姆蛋，將所有剩菜都用進去？（別忘了買蛋就好！）

三、**挑對時間採買食材：**配合超市特價時段（一般是在一天接近尾聲時）去採買，出門採買前先吃點東西，免得肚子一餓就衝動購物了。

四、**考慮買蔬果罐頭和冷凍蔬果：**有件事你知道了一定很高興，那就是不只新鮮蔬果可以算作每日五蔬果，冷凍的、乾燥的和罐頭的也算，而後者往往價格實惠得多，還更有營養。所以，如果你預算有限或設法要省錢，這些都是很棒的選擇。以罐頭水果來講，請選擇浸泡在果汁裡的，不要選浸泡在糖漿裡的，以減少添加糖的攝取量。

五、**將食物的浪費減到最少：**用剩飯剩菜來發揮創意以免浪費。依需要優先使用的次序整理冰箱裡的食物，考慮用冷凍的方式延長保存期限（切片香蕉冷凍的效果就很好，還可以用來做冰淇淋）。有可能的話，自己弄個小菜園種蔬菜和香草植物，又可以進一步降低花費。

沒必要買超級食物。我們很容易以為要吃所謂的「超級食物」，例如一些昂貴的粉末商品，才能擁有健康的飲食，但事實上並沒有超級食物這種東西。最重要的是在你的飲食中要有各式各樣的植物性食材和全食物，包括堅果類、種子類、全穀類、罐頭豆類（例如扁豆），乃至於水果和蔬菜。這些食物富含纖維質、蛋白質、關鍵維生素和礦物質，價格卻遠比標榜「超級食物」的商品實惠多了。

購買全食物的省錢要訣

- **找特價的新鮮蔬果**：如果沒辦法在一週內吃完，那就用大量備餐冷凍起來的方式，以後再用。
- **選（較便宜的）「醜蔬果」**：因為重要的是內在！
- **買進口食品區的罐頭和香料**：這樣買往往更划算。罐頭番茄、罐頭椰奶和罐頭豆類都是很棒的常備品❶。
- **買自有品牌的碳水化合物（米、義大利麵、燕麥片等等）**：成分和營養價值往往一樣（唯一不同的就是包裝）。
- **選魚罐頭而捨鮮魚**：保存期限較長的罐頭油性魚，仍是心臟健康不可或缺的Omega-3脂肪酸很棒的來源。以每週至少兩份魚肉為目標，其中一份應該要吃油性魚，例如鮭魚、鯖魚或沙丁魚。
- **常備乾燥扁豆**：用來燉肉、做咖哩、煮湯可加大餐點的分量，也讓營養更豐富。
- **去烘焙食品行買堅果**：往往較便宜，也有更多種類。
- **不要買市售瓶裝水或冰塊**：如果你不愛喝常溫水，就每天在冰箱裡冰一壺水，加香草植物和水果也有助於多喝水。
- **買冷凍莓果和綜合冷凍蔬菜**：這是少花一點錢也能達成每日五蔬果的辦法。

---

❶作者此處所述為英國超市的狀況。以台灣而言，超市進口食品區的罐頭，請找自有品牌的產品較為划算，例如在家樂福找家樂福自有品牌的進口罐頭，會比他牌同類罐頭划算。

第 11 章

結語

恭喜來到本書的結尾，希望本書有助反思你在飲食當中可能混入了超加工食品的地方，以及如何減少這些食品的食用量（尤其是較不營養的種類）。過去這一個月，你可能因爲在飲食中納入更多的全食物和養分而覺得自己更健康了。但最重要的是，我希望你對超加工食品在當今這個現代化社會的意義有更清楚的概念，並了解到健康飲食不是要追求完美，而是要在「爲活而吃」和「爲吃而活」之間找到平衡。

儘管我們的目標始終是透過明智的抉擇減少超加工食品的食用量，包括明智地規劃和運用時間，也包括在吃外食時明智地選購食物，但並非所有超加工食品都能一概而論，尤其是從營養的角度而言。包括甜食、糕餅和速食在內，大多數的超加工食品都是糖分、鹽分和不健康的脂肪含量很高，養分卻很低。但有些營養豐富的超加工食品仍可作爲均衡生活的一部分，例如富含Omega-3脂肪酸的酥炸魚柳條、以番茄爲基底的義大利麵醬、全穀物麵包和茄汁焗豆罐頭。如同我們探討過的，關鍵除了多用成分單一的全食物自己親手做料理，還有查看包裝背面的成分表。我們要做的不是再也不碰超加工食品，而是更常做出較爲健康的選擇。

第一章中談過的NOVA新式食品分類法描述了超加工食品的定義，但我們要記得它是用來評估大眾飲食狀況的工具，不是用來區分食物好壞的標準。健康的飲食追求的是長期的營養均衡，儘管減少超加工食品的食用量有助達到這個目標，但我們也無需徹底避而不吃，尤其是較有營養的種類。

前文也提到過，英國營養科學顧問委員會強調食品加工有著延長保存期限、改善食品安全和強化營養成分的好處。但營科會也指出，大量食用超加工食品已證實與較差的健康結果有關，而這往往是由於超加工食品的營養概況所致。不過有一點要注意，就是某些研究純屬觀察性質，而且並未將身體質量指數、抽菸、社經地位等因素考量進去，然而這些因素對健康都自有影響。我們應該學到的重點是：健康取決於「多數時候」吃什麼、喝什麼，此外還有活動量、睡眠品質、社交關係和壓力管理等其他生活模式上的因素。

你知道某些型態的食品加工其實促進了營養的吸收嗎？茄紅素就是一例，這種存在於番茄中的植化素（健康的植物生化素）煮過（例如罐頭番茄丁）比生吃更易於被人體吸收。冷凍蔬果又是一例，相較於新鮮蔬果，冷凍蔬果往往含有更多維生素，例如維生素C，因為它們是一經採收就冷凍起來，養分尚未隨著時間流失。

每個人跟食物都有獨一無二的關係，將食物貼上好壞標籤不是前進的辦法。食物本身沒有所謂的道德價值可言，而它們所做的不只是供應人體養分。除了養分之外，食物還有享受的意義、文化的意義，有時也提供了方便；我愛吃炸魚柳條、炸薯條或茄汁焗豆配（冷凍）豌豆，我的小孩也很愛！

有助減少超加工食品食用量的十大總則

以下是整本書討論過的重點摘要，希望能讓你當成備忘錄來用。但在努力減少食用超加工食品的過程中，如果碰到什麼問題，別忘了只要有需要都可以翻閱相關的週次和單元。

一、**全食物優先：**優先選擇狀態最天然的食物，想想整顆完整的水果、蔬菜、全穀物、纖維狀蛋白質或精瘦蛋白質（例如豆類），以及酪梨和橄欖油等健康的脂肪，確保你攝取到最多的纖維及維持體力和常保消化健康所需的營養素。

二、**多樣化是關鍵：**在一週的飲食當中廣泛涵蓋各式各樣的植物性食材，想想水果、蔬菜、穀物、堅果、種子、豆類和豆莢類。一週吃三十種植物性食材對健康有益，混合不同顏色和種類的蔬果和穀物，則可提高你達到這個目標的機會。（但切記所謂多樣化指的是「所有的」食物，包括你愛吃的在內，因爲你跟食物的關係就和你攝取到的養分一樣重要。）

三、**正念飲食：**不只注意自己吃什麼，也注意自己爲何吃、如何吃。細細品嚐每一口。花點時間，邊咀嚼邊注意味道的變化，並不忘感恩每一口佳餚。這麼做有助你察覺自己是不是吃飽了。你不用每一頓正餐和零食都這麼做（因爲這種要求不切實際，還可能變成一種偏執），但就從用餐時間心無旁騖開始，或只要在一餐剛開始時專心吃上幾口就好，如果這樣比較適合你的話。

四、**補水：**盡量以水爲主要飲料，花草茶和無糖飲料次之。這麼做有助維持體力、爲皮膚補水和確保消化健康。將咖啡因限制在早上到下午3點之前，以免影響睡眠，同時也減少你的糖分攝取量或超加工飲料飲用量。

五、**自己煮很重要：**多多在家親手用全食物做菜，這樣你就能控制所用的食材，也可吃進較少的防腐劑、乳化劑及其他添加劑。煮一餐、吃兩餐則可幫你省時又省力。

六、**看標籤：**了解超加工食品的成分，盡量減少添加物的攝取量。注意本書附錄一指出的關鍵詞，像是「添加糖」、「高鹽」和「高脂肪」，試著選擇全食物成分較多、成分表較短的食品。

七、**均衡重於完美：**不要限制飲食，而要以可長可久的改變爲目標。遵循80/20法則，不必完全斷絕超加工食品，儘管我會鼓勵你少吃一點，並盡可能選擇較有營養的品項，再用全食物來平衡超加工食品。

八、**傾聽身體的聲音：**了解不同的飢渴類型（第三章談過的大腦型飢渴、心靈型飢渴和腸胃型飢渴），注意你爲什麼拿東西來吃——是因爲無聊、出於習慣、爲了享受，還是眞的肚子餓？每一種類型的飢渴都是成立的，但要去了解你多常產生哪一種，以及怎麼做才最能滿足你的需求，包括情緒上的需求。如果你有這方面的困擾，請尋求全科醫生或心理健康專業人士的協助。

九、**當個空間管理大師：**廚房裡常備健康的全食物存貨。保持環境整潔也能提振親自下廚的精神與動力。

十、**反思與調整：**定期審視自己的習慣，有需要就做出調整。想想什麼做法對你有效、什麼做法對你無效，腦力激盪一下，想辦法調整，以求得到更好的結果。如果不知道怎麼調整，請尋求營養專家或合格營養師的協助。

那麼，然後呢？在接下來的一週當中，寫一個三天份到七天份的飲食日記，跟一個月前剛開始寫的飲食日記比一比，看看你的飲料、餐點和零食有多少是超加工食品。現在，你有了所有必要的工具，能夠藉助可長可久的健康方式減少飲食中超加工食品的數量了。祝你在少吃超加工食品的旅途上一路順風。敬更健康、更幸福的未來！

食物日記和菜單規劃表範本

用兩份下表的空白範本，除了記錄接下來一週吃了什麼，也記錄你計畫要吃什麼。

	星期一	星期二	星期三
早餐			
上午點心			
午餐			
下午點心			
晚餐			
甜點／宵夜			
飲料			

星期四	星期五	星期六	星期日

【附錄一】

哪些食物被歸類為超加工食品？

要知道平常哪些食物應該多吃、哪些食物應該少吃，可能是一件令人困惑的事情，這就是爲什麼我花了點功夫，根據食品的加工程度和營養價值，整理出一套分級系統和指南，方便你了解每天應該優先選擇哪些食物。

接下來就說明營養分級系統的四大類別，以及要達到健康、均衡的飲食應多常食用這四大類食物。這些類別只是幫助你做出明智抉擇的辦法，不是需要嚴格奉行的標準，也不是在第四類食物和飲料吃喝過量時令你內疚的理由。

如何不吃超加工食品：四大類別

第一類：未加工食品

這些是天然狀態的全食物，例如水果、蔬菜、馬鈴薯，還有燕麥和稻米等穀物，以及乾燥豆類、新鮮肉類和魚類等蛋白質。這些食物只經過最低限度的加工或完全沒有任何加工，所以養分含量很高（唯一的加工可能只是冷凍、乾燥或包裝）。

該多常吃呢？未加工食品應該占據飲食中的絕大部分。多數時候，包括零食在內的餐點皆應以這一類爲主。

第二類：低度加工食品

這一類包括果汁和豆類罐頭等食物，經過了低度加工，以便保存和延長食用期限，但仍富含養分。它們可能添加了一、兩樣自家廚房也有的成分，或只是加了水而已。這些食物不算超加工食品，大致上也不需加以限制。

該多常吃呢？多數都可以天天吃、盡情吃，但還是要注意某些加工方式對食物的影響，例如某些罐頭加了鈉（鹽）或糖，100%純天然果汁（一天限喝150毫升）也比整顆完整水果的纖維少。

第三類：較多加工仍有營養的超加工食品

這些食物和飲料在技術上算是超加工食品，但還是提供了營養價值，除了蛋白質和纖維質，也富含維生素和礦物質等微量營養素，例如冷凍魚柳條、多數的超市麵包、茄汁焗豆罐頭和盒裝燕麥奶。對因爲食物過敏症或不耐症而飲食受限的人來講，有些品項可能很好用，患者需仰賴相關產品。爲了有利於保存、口味和口感，這一類食物可能含有添加物，此外也可能添加維生素。欲知更多詳情，請跳到這份附錄的結尾。

該多常吃呢？連同全食物，適度將這一類食物納入你的飲食當中，並運用在過敏症或不耐症有需要的地方。當你忙不過來或只有一點時間可以做飯時，或是家中冰箱的新鮮食材不夠時，這一類食物就很方便好用。但爲了達到整體健康的理想狀態，一定要盡量跟第一類和第二類食物取得平衡。

第四類：較多加工較少營養的超加工食品

這些就是典型的超加工食品了，我們最好都要少吃，很偶爾吃一次就好。這一類食物經過高度加工，而且往往含有大量添加糖、不健康的脂肪和鹽，又缺乏關鍵營養素，例如巧克力餅乾、炸薯條、洋芋片。它們也被稱之爲三高食品（高脂、高糖、高鹽）。

該多常吃呢？將這一類食物當成「休閒食品」或「生活點綴」，單純只是爲了享受而吃。它們不該成爲你全天飲食的主角或能量的來源。眞的去吃這類食物時則要細細品嚐。如同第一章概述中談過的，這些食品和飲料是80/20法則中的20%。

辨別超加工食品五大看點

如果你很積極要減少超加工食品的食用量，以下是五個要注意的重點：

一、**冗長的成分表**：一長串的成分可能就意味著這件食物或飲料是超加工食品，尤其如果當中有某些成分在家中廚房找不到，只存在於食品廠製造的食品中。注意成分表上諸如「濃縮物」、「修飾澱粉」、「乳化劑」、「增稠劑」、「E+數字」❶、「增味劑」和「色素」之類的字眼，三思而後買——想想你是不是可以買別的替代品，或能不能自己在家做？請注意：有些食物（例如早餐穀片）之所以有很長的成

❶此為歐盟對食品添加物的編碼方式，例如 E102 代表食用色素黃色4號。

分表，可能是由於營養強化的緣故，亦即添加了維生素和礦物質，這些並非不健康的成分。詳情請查閱附錄三。

二、**不明成分**：如果是你不認得的成分，就有可能是添加物。食品添加物是安全可食的，不需要完全排除，但如果你大量食用含有這些成分的食物，可能就代表你的飲食當中有許多超加工食品。多吃第一類和第二類食物自然就會降低你的添加物攝取量。

三、**（英國的）紅綠燈標籤**：注意黃色標籤和紅色標籤。超加工食品往往因爲高脂、高鹽、高糖而被貼上紅色標籤，但並非所有食品製造商都會採用紅綠燈標示系統。要知道一件食物是不是超加工食品，唯一的辦法就是查看成分表，大大小小的成分都列在表上。請注意：在紅綠燈標示系統中，有些全食物也可能被貼上紅色標籤，例如堅果和油性魚（因爲含有健康的脂肪）或果乾（因爲含有天然的糖分），這絕不代表它們不健康。有些超加工食品卻可能貼上綠色標籤，例如低脂的甜食或無糖的可樂，這也不代表它們有營養或算是一種全食物。全面的考量很重要。

四、**保存期限很長**：保存期限很長可能代表這件食品含有防腐劑，但不見得代表它是超加工食品。舉例而言，培根含有鹽和硝酸鹽，但在技術上並不算超加工食品（然而如同前面談過的，培根還是應該節制食用）。相形之下，多數的超市薩拉米臘腸皆因添加的成分和更進一步的加工，而被歸類爲超加工食品。保久乳則因經過高溫殺菌，所以算是加工食品，但並不算超加工食品，因爲並未添加防腐劑。常見的防腐劑包括苯甲酸鈉、硝酸鹽、亞硫酸鹽、丁基羥基甲氧苯（BHA）和二丁基羥基甲苯（BHT）。請注意：抗壞血酸（維生素C）是一種天然防腐劑，但添加後不會因此自動升級爲超加工食品。

五、**花花綠綠的包裝**：一件產品如有大型的行銷活動，那它就有可能是超加工食品。你可曾看過水果店的李子有什麼高超的品牌行銷花招？沒有吧！當然，有些食物例外，像是各大廠牌的高纖全麥穀片（這些不算超加工食品），這裡就不提品牌名稱了！

腸躁症（irritable bowel disease，簡稱IBD）和超加工食品中的某些乳化劑有關，尤其有三種被特別指出來。然而，初步研究只是拿白老鼠做實驗，對人體會有什麼影響尚未可知，而研究目前仍在進行中。這三種乳化劑在英國並不常見，但你如果在自己常吃的產品中發現它們的存在，那麼我還是建議你減少食用的頻率。

- 聚山梨醇酯80（Polysorbate 80、P80）或E433
- 卡拉膠／鹿角菜膠（Carrageenan）或E407
- 羧甲基纖維素（Carboxymethyl cellulose）或E466

【附錄二】

常見食物營養分類表

記住，最重要的是你多數時候吃什麼、喝什麼。盡可能以第一類和第二類食品爲主，選第三類又比第四類更好。

重點

說到超加工食品，下表並非仿照NOVA新式食品分類法（如第一章和第十一章所述），而是根據加工程度外加營養價值（或在某些例子中是按照添加糖的含量）來分類食物，但第三類和第四類借助了新式食品分類法對超加工食品的定義來分類。

這份總表是用來參考的指南，不是非黑即白、務必遵守的規則，因爲每個人的個人狀況很重要，例如對食慾不振、鈣質攝取不足或努力增重的人來講，調味奶昔可能是很有營養的選擇。

如同本書一開始就談過的，個體差異很重要，本表不該取代健康照護專業人員爲個人量身打造的建議。

食物類型	第一類 （未加工或低度加工）： 飲食應以這一類為主
蔬菜水果： 水果和蔬菜為我們提供纖維質、抗氧化物、維生素和礦物質，是良好的健康所必須，包括維持免疫系統的健康在內。 每天應該吃至少五份蔬果（新鮮、冷凍或罐頭製品），一份為80公克（一把或三大匙），或30公克的果乾。	所有100%純天然的完整水果和蔬菜（新鮮、冷凍或乾燥）。例如： • 蘋果、杏桃、蘆筍、酪梨 • 香蕉、甜菜根、彩椒、（所有）莓果、青花菜、胡桃南瓜 • 高麗菜、紅蘿蔔、花椰菜、櫻桃、櫛瓜、小黃瓜 • 大蒜、葡萄柚、葡萄、四季豆 • 香草和辛香料（乾燥或新鮮） • 羽衣甘藍、奇異果 • 檸檬、萵苣、萊姆 • 芒果、綜合沙拉葉、蘑菇 • 橄欖、洋蔥、柳丁 • 木瓜、水蜜桃、西洋梨、豌豆、鳳梨、李子、南瓜 • 蘿蔔、葡萄乾 • 菠菜、甜玉米、地瓜 • 番茄 • 西瓜

第二類（有某種方式的加工）：多數皆可隨心所欲食用	第三類（較有營養的超加工食品）：可吃一些	第四類（較不營養的超加工食品）：少吃為宜
• 酪梨醬（市售商品請找成分較少的，有些可能含有「抗壞血酸」這種抗氧化劑，亦即維生素C） • 湯：多數新鮮現煮、含有全食物成分的湯品 • 日曬番茄乾（罐頭） • 浸泡在天然果汁中的水果罐頭（果汁限150毫升） • 罐頭番茄（檸檬酸是一種來自水果的化合物） • 蔬菜罐頭（例如甜玉米） • 某些以整顆番茄（全食物）為基底的醬料 • 含有全食物成分的番茄醬：由於含有濃縮糖，宜適量食用 • 番茄糊	• 有添加防腐劑和油或添加糖的果乾 • 莎莎醬（多數罐裝商品和市售新鮮商品） • 湯：以蔬菜（植物）為基底，但含有修飾玉米澱粉和酪蛋白等成分的罐頭湯品 • 某些以番茄為基底、含有家中廚房一般沒有的添加成分的醬料 • 含有修飾玉米澱粉和人工調味劑等成分的番茄醬 • 新鮮或冷凍的蔬菜漢堡（成分表依商品而異，有些可能屬於第四類）	• 鹽分或飽和脂肪含量較高的罐頭湯（含鹽量或飽和脂肪含量為紅綠燈標籤中的紅標），含有家中廚房一般沒有的成分

食物類型	第一類（未加工或低度加工）：飲食應以這一類為主	第二類（有某種方式的加工）：多數皆可隨心所欲食用
澱粉類碳水化合物： 這是人體偏好的熱量來源。請選擇全穀物的品項，纖維質較多。 有些澱粉類碳水化合物由於宏量營養素含量的緣故，也可能出現在蛋白質類的分類中。	多數的全穀雜糧類，包括： • 大麥 • 蕎麥 • 燕麥 • 爆米花玉米粒 • 藜麥（乾燥） • 稻米（印度香米、糙米、野米） • 烤穀麥（自製） • 車前子 • 馬鈴薯 • 山藥	• 麵包：不含乳化劑等添加物的麵包（例如市售傳統發酵法的酸種麵包、全麥麵包和某些超市全麥吐司／貝果／捲餅皮），最好選擇全麥的 • 市售早餐穀片（只含有全食物成分，最好是添加維生素的全麥穀片） • 蕎麥麵 • 布格麥 • 北非小米 • 烤穀麥（只含有全食物成分的市售商品） • 義大利麵條：褐色的全麥麵條會提供較多纖維質 • 爆米花（已經爆好但成分極少的現成商品） • 藜麥（預煮過的袋裝商品） • 義大利餃（只含全食物成分的） • 稻米：白米和預煮過的微波即食白飯 • 成分最少的糙米餅 • 燕麥棒（只含全食物成分的） • 成分極少的雜糧餅乾 • 100%全麥餅乾

第三類 （較有營養的超加工食品）： 可吃一些	第四類 （較不營養的超加工食品）： 少吃為宜
• 麵包：含有乳化劑等額外添加物的麵包（包括切片吐司、貝果和捲餅皮），最好選擇全麥的 • 早餐穀片（沒有裹上糖霜、巧克力或蜂蜜，含有家中廚房一般沒有的成分） • 富含蔬菜、全穀物和精瘦蛋白質的微波即食餐點（新鮮和冷凍） • 多數的快煮麵條 • 市售披薩（多為紅綠燈標籤中的綠標，例如鋪滿蔬菜的薄皮披薩） • 市售爆米花（成分表很長，含有家中廚房一般沒有的物質） • 義大利餃（含有修飾玉米澱粉之類的成分） • 市售現成全麥吐司三明治（有沙拉和精瘦蛋白質的商品） • 燕麥棒（主要成分為燕麥、堅果和果乾，外加含有家中廚房一般沒有的成分）	• 早餐穀片（糖霜口味、巧克力口味或蜂蜜口味，且含有家中廚房一般沒有的成分） • 多數的冷凍薯條（有些可能屬於第二類，如果成分極少的話） • 缺乏蔬菜、全穀物和精瘦蛋白質的微波即食餐點（新鮮和冷凍） • 麵條：預先調味過的泡麵或杯麵 • 市售披薩（多為紅綠燈標籤中的紅標，例如起司加量紅肉厚皮披薩） • 市售爆米花（奶油口味或糖霜口味，外加有其他家中廚房一般找不到的成分） • 格子薯餅（通常是冷凍的） • 薯條（多數的冷凍品項） • 市售現成白吐司紅肉三明治（由於飽和脂肪和鹽分的含量，多為紅綠燈標籤中的紅標） • 燕麥棒（成分表上的第一項是糖或糖漿或巧克力，外加其他家中廚房一般找不到的成分）

食物類型	第一類（未加工或低度加工）：飲食應以這一類為主	第二類（有某種方式的加工）：多數皆可隨心所欲食用
蛋白質： 蛋白質為建造肌肉和修復組織所必須，對蛋白質的需求因個人體質和活動度而異，但一般而言，每天所需的量是每公斤體重0.8公克至2公克蛋白質。 可以的話，請以植物性蛋白質為優先。 有些蛋白質因其宏量營養素含量的緣故，也可能出現在碳水化合物類。	• 乾燥豆類 • 牛肉*：選擇較瘦（亦即脂肪含量低於5%）的種類 • 雞肉：較瘦的部位，包括雞胸肉 • 乾燥鷹嘴豆 • 雞蛋 • 魚類和貝類（新鮮或冷凍，例如鱈魚、黑線鱈、蝦子、鮭魚或沙丁魚） • 自製鷹嘴豆泥 • 新鮮羊肉*（選擇較瘦的部位） • 乾燥扁豆 • 牛奶 • 新鮮豬肉*（選擇較瘦的部位） • 新鮮火雞肉 • 自製希臘優格醬 • 優格：例如原味希臘優格	• 豆類罐頭，例如黑豆、奶油豆、白腰豆、紅腰豆和綜合豆類罐頭（外加某些只含有全食物的茄汁焗豆罐頭） • 漢堡排（購自肉販，以瘦肉製成） • 原味乳酪 • 多數的法式酸奶油 • 罐頭鷹嘴豆 • 市售鷹嘴豆餅（用全食物製成） • 罐頭魚，例如鯖魚罐頭、沙丁魚罐頭和鮪魚罐頭，選擇水煮罐頭或茄汁罐頭，不要選油漬罐頭 • 多數市售鷹嘴豆泥（成分很少的） • 預煮過的罐裝或袋裝扁豆 • 營養酵母 • 原味豆腐 • 市售希臘優格醬

* 包括培根和香腸在內，牛肉、羊肉和豬肉都屬於紅肉類。培根在技術上不算超加工食品，但由於加工的程度和鈉（鹽）含量的關係，還是建議限制食用，因為它是一種加工過的紅肉。目前的官方指南建議我們一週的熟紅肉和加工肉品食用總量不要超過490公克（每日不超過70公克）。盡可能選擇較為精瘦的部位，或是在家自己煮並將油瀝掉。

第三類 （較有營養的超加工食品）： 可吃一些	第四類 （較不營養的超加工食品）： 少吃為宜
• 多數的茄汁焗豆罐頭 • 裹麵包粉的魚排或雞塊（新鮮或冷凍）：選擇魚肉或雞肉比例較高者 • 多數的奶油乳酪 • 某些低脂的法式酸奶油 • 市售鷹嘴豆餅（含有家中廚房一般找不到的成分） • 某些含有防腐劑（例如山梨酸鉀）的鷹嘴豆泥 • 多數以真菌蛋白（Mycoprotein）為主要成分的食物 • 市售現成的滷豆乾 • 低卡、低糖、水果風味的優格	• 培根* • 裹麵衣的魚排或雞塊（脂肪和鹽分含量往往比裹麵包粉的商品高） • 市售漢堡排或速食店的漢堡排 • 起司片（高度加工、表面光滑、每片獨立包裝） • 多數的西班牙豬肉香腸 • 多數市售的火腿 • 罐頭熱狗 • 酥皮肉派 • 薩拉米臘腸 • 多數市售香腸（某些沒有添加物的可能屬於第二類） • 添加糖含量高、水果或巧克力口味的角角優格

食物類型	第一類 （未加工或低度加工）： 飲食應以這一類為主
油脂： 腦部健康和心臟健康所必須，對脂溶性維生素（A、D、E、K）的吸收來講亦是不可或缺。 請選擇以健康的不飽和脂肪為主，例如橄欖油、酪梨油和堅果種子類油品。 由於能量密度的緣故，請適量使用油脂（每人每餐半大匙至一大匙）。	• 所有原味的堅果，包括杏仁、腰果、榛果、花生和核桃 • 所有100%純天然的堅果醬和種子醬，例如花生醬、杏仁醬或中東芝麻醬 • 特級初榨橄欖油 • 自製羅勒松子青醬 • 冷壓菜籽油 • 所有原味的種子，例如奇亞籽、南瓜籽、葵瓜籽
糖： 游離糖攝取量每日上限30公克（這包括添加糖和天然存在於水果或蜂蜜中的糖分）。	

第二類（有某種方式的加工）：多數皆可隨心所欲食用	第三類（較有營養的超加工食品）：可吃一些	第四類（較不營養的超加工食品）：少吃為宜
• 奶油（飽和脂肪含量高，應限制使用） • 椰子油（飽和脂肪含量高，應限制使用） • 鮮奶油（飽和脂肪含量高，應限制使用） • 精製橄欖油（適合高溫烹調） • 精製菜籽油（適合高溫烹調） • 葵花油（單元不飽和脂肪酸不像橄欖油或菜籽油那麼高）	• 用市售美乃滋自製涼拌高麗菜 • 黑巧克力（最好選擇可可含量70%以上的，請注意只含有全食物成分的商品屬於第二類） • 市售羅勒松子青醬（含有添加劑） • 以橄欖油或蔬菜油為基底的抹醬（卡路里含量高，應限制使用）	• 餅乾 • 小蛋糕（杯子蛋糕） • 蛋糕 • 以乳酪或鮮奶油為基底的醬料 • 巧克力（牛奶巧克力、白巧克力或純素巧克力）和巧克力棒 • 市售涼拌美乃滋高麗菜（含有關華豆膠之類的穩定劑和果膠之類的增稠劑） • 多數的洋芋片 • 市售可頌 • 冰淇淋 • 多數的沙拉醬和美乃滋（宜少用）
• 龍舌蘭糖漿 • 蔗糖（食糖） • 椰棗糖漿 • 蜂蜜 • 楓糖漿 • 糖 上述皆屬游離糖，宜適量食用。	• 減糖果醬 • 減糖果凍 • 天然甜味劑（例如甜菊糖或木糖醇）：沒有比較營養，但能量密度較低，對牙齒也比糖來得好	• 多數的冰棒 • 全糖果醬 • 全糖果凍 • 人工甜味劑 • 糖果

食物類型	第一類（未加工或低度加工）：飲食應以這一類為主	第二類（有某種方式的加工）：多數皆可隨心所欲食用
飲料： 以每天至少喝6到8杯無糖飲品為目標，每日咖啡因攝取量則以不超過300至400毫克為目標（如果你懷有身孕或正在餵母乳則為200毫克）。	• 氣泡礦泉水 • 顆粒狀即溶咖啡 • 牛奶（乳品） • 自製蔬果昔 • 山泉水 • 自來水 • 茶：紅茶、果茶、花草茶	• 可可粉 • （100%）鮮果汁或蔬菜汁：每日上限150毫升 • 克菲爾（牛奶發酵飲品） • 市售蔬果昔：每日上限150毫升

本表不包含嬰兒配方奶，因爲配方奶對寶寶來講是一種安全的養分來源。

第三類 （較有營養的超加工食品）： 可吃一些	第四類 （較不營養的超加工食品）： 少吃為宜
• 無糖加味水：並沒有比較營養，但能量密度較低，對牙齒也比含糖飲料好 • 營養強化植物奶（例如杏仁奶、燕麥奶或豆奶，盡可能選擇無添加糖的品項） • 代餐飲品（盡可能選擇低糖的品項） • 乳清蛋白搖搖飲（成分最少、無添加糖的品項） • 健怡碳酸飲料：並沒有比較營養，但能量密度較低，對牙齒也比全糖飲料好 • 運動飲料（等滲透壓飲料）	• 多數的酒精飲料 • 能量飲料：含糖量往往很高 • 加味咖啡：加了奶精和糖漿 • 加味含糖奶昔 • 含糖加味水 • 有添加糖和甜味劑的果汁 • 多數的熱巧克力粉 • 市售冰檸檬紅茶 • 一般的碳酸飲料

【附錄三】

認識11種常見維生素

感覺起來，去看包裝背面的成分表可能像是一種沒人會這麼做的怪異行爲，也可能很累人又令人看得不知所措。一長串的陌生字眼，也讓每一樣成分看起來都像不明化學物質，但這些不見得都是不好的東西。有些獨特的術語指的其實是維生素，對你有益而無害，例如抗壞血酸是維生素C，有助維持免疫系統的健康。

以下是更多有助你了解這些術語的資訊。有了知識的力量，你在採買時就可以做出很好的決定。

無需避而不吃的維生素相關詞彙

術語	那是什麼？	益處*
視黃醇棕櫚酸酯（Retinyl palmitate）	維生素A	視力、皮膚和免疫系統健康所必須
硫胺素（Thiamine mononitrate）	維生素B1	神經系統所必須，另有助從我們所吃的食物中產生能量
核黃素（Riboflavin）	維生素B2	在產生能量、皮膚健康、視力健康和神經系統健康等方面扮演重要角色
菸鹼醯胺（Niacinamide）	維生素B3	有助從食物中釋放能量，並有助維持消化系統、神經系統和皮膚的健康
泛酸鈣（Calcium pantothenate）	維生素B5	從食物中釋放能量、製造荷爾蒙、製造膽固醇所必須
鹽酸吡哆醇（Pyridoxine hydrochloride）	維生素B6	與許多酵素反應、神經和免疫系統功能及血紅素的生成有關

術語	那是什麼？	益處*
葉酸 （Folic acid）	維生素B9	腦部和脊椎發育及製造DNA的關鍵元素
氰鈷胺素 （Cyanocobalamin）	維生素B12	神經系統所必須，並有助製造紅血球細胞及DNA
抗壞血酸 （Ascorbic acid）	維生素C	有助鐵質的吸收，並在免疫功能和維持組織健康（例如皮膚組織和血管組織）等方面扮演重要角色
麥角鈣化醇（Calciferol）和膽鈣化醇（Cholecalciferol）	維生素D	有益骨骼健康、鈣質吸收和免疫系統健康
生育醇（Tocopherols）／ α-生育醇（alpha-tocopherol）	維生素E	一種脂溶性維生素，有益皮膚健康；也是一種抗氧化劑，可保護人體免於氧化壓力的傷害

＊這些營養素有多種功能和益處。本表將範圍縮小，並強調出主要的益處。

參考資料

CHAPTERS 1–4 (ALSO REFERRED TO IN CHAPTER 10, CONCLUSION AND APPENDIX)

Acceptable daily intake (no date) European Food Safety Authority. [Accessed: March 2024 via https://www.efsa.europa.eu/en/glossary/acceptable-daily-intake]

Bancil, A., et al. (2021) Food Additive Emulsifiers and Their Impact on Gut Microbiome, Permeability, and Inflammation: Mechanistic Insights in Inflammatory Bowel Disease. [Accessed: March 2024 via https://pubmed.ncbi.nlm.nih.gov/33336247/]

Barbaresko, J. et al. (2024) Ultra-processed food consumption and human health: an umbrella review of systematic reviews with meta-analyses. [Accessed: March 2024 via https://pubmed.ncbi.nlm.nih.gov/38363072/]

BDA on Restricting Energy Drinks (2024) [Accessed: March 23, 2024 via https://www.bda.uk.com/resource/bda-supports-call-for-restricting-the-sale-and-marketing-of-energy-drinks-to-children-and-young-people.html]

BDA Policy Statement on Artificial Sweeteners (2016) [Accessed: March 2024 via https://www.bda.uk.com/static/11ea5867-96eb-43df-b61f2cbe9673530d/policystatementsweetners.pdf]

Bite Back 2030. (n.d.) Don't Hide What's Inside – Bite Back Campaign Report on Health Halo Claims [Accessed: March 23, 2024 via https://biteback.contentfiles.net/media/documents/Dont_Hide_Whats_Inside.pdf]

Blundell, J., and Finlayson, G. (2004) Is susceptibility to weight gain characterised by homeostatic or hedonic risk factors for overconsumption? [Accessed: March 2024 via https://pubmed.ncbi.nlm.nih.gov/15234585/]

Borsani, B., et al. (2021) The Role of Carrageenan in Inflammatory Bowel Diseases and Allergic Reactions: Where Do We Stand? [Accessed: March 2024 via https://www.ncbi.nlm.nih.gov/pmc/articles/PMC8539934/]

Braesco, V., et al. (2022). Ultra-processed foods: how functional is the NOVA system? [Accessed: March 2024 via https://doi.org/10.1038/s41430-022-01099-1]

BDA Iron Food Fact Sheet (2021) [Accessed: March 2024 via https://www.bda.uk.com/resource/iron-rich-foods-iron-deficiency.html]

Chassaing, B., et al. (2017) Dietary emulsifiers directly alter human microbiota composition and gene expression ex vivo potentiating intestinal inflammation. Gut. [Accessed: March 2024 via https://pubmed.ncbi.nlm.nih.gov/28325746/]

Chassaing, B., et al. (2022) Randomised Controlled-Feeding Study of Dietary Emulsifier Carboxymethylcellulose Reveals Detrimental Impacts on the Human Gut Microbiome and Metabolome. Gastroenterology. [Accessed: March 2024 via https://pubmed.ncbi.nlm.nih.gov/34774538/]

Cox, S., et al. (2021) Food additive emulsifiers: a review of their role in foods, legislation and classifications, presence in food supply, dietary exposure, and safety assessment [Accessed: March 2024 via https://pubmed.ncbi.nlm.nih.gov/32626902/]

Craig, W., et al. (2021). The Safe and Effective Use of Plant-Based

Diets with Guidelines for Health Professionals [Accessed: March 2024 via https://pubmed.ncbi.nlm.nih.gov/34836399/]

Dicken, S., et al. (2024) Nutrients or processing? An analysis of food and drink items from the UK National Diet and Nutrition Survey based on nutrient content, the NOVA classification and front of package traffic light labelling. British Journal of Nutrition. [Accessed: March 2024 via https://pubmed.ncbi.nlm.nih.gov/38220223/]

Dinu, M., et al. (2017) Vegetarian, vegan diets and multiple health outcomes: A systematic review with meta-analysis of observational studies [Accessed: March 2024 via https://pubmed.ncbi.nlm.nih.gov/26853923/]

Dixon, K., et al. (2023) Modern Diets and the Health of Our Planet: An Investigation into the Environmental Impacts of Food Choices [Accessed: March 2024 via https://pubmed.ncbi.nlm.nih.gov/36771398/]

Drewnowski, A. (2010) The Nutrient Rich Foods Index helps to identify healthy, affordable foods. [Accessed: March 2024 via https://pubmed.ncbi.nlm.nih.gov/20181811/]

Elizabeth, L., et al. (2020) Ultra-Processed Foods and Health Outcomes: A Narrative Review. [Accessed: March 2024 via https://pubmed.ncbi.nlm.nih.gov/32630022/]

FAO (2019) Report on Ultra-processed foods, diet quality, and health using the NOVA classification system: [Accessed: March 2024 via https://www.fao.org/3/ca5644en/ca5644en.pdf]

FDF – HFSS Toolkit: [Accessed: March 2024 via https://www.fdf.org.uk/fdf/resources/toolkits/diet-and-health/hfss-toolkit/#:~:text=The%20nutrient%20profile%20model%20is,to%20calculate%20your%20HFSS%20score]

Fiolet, T., et al. (2018) Consumption of ultra-processed foods and cancer risk: results from NutriNet-Santé prospective cohort. [Accessed: March 2024 via https://pubmed.ncbi.nlm.nih.gov/29444771/]

Gerasimidis, K., et al. (2020) The impact of food additives, artificial sweeteners and domestic hygiene products on the human gut microbiome and its fibre fermentation capacity. Eur J Nutr [Accessed: March 2024 via https://doi.org/10.1007/s00394-019-02161-8]

Hall, K., et al. (2019) Ultra-processed diets cause excess calorie intake and weight gain: An inpatient randomised controlled trial of ad libitum food intake. [Accessed: March 2024 via https://www.ncbi.nlm.nih.gov/pmc/articles/PMC7946062/]

Howard, S., et al. (2012) Nutritional content of supermarket ready meals and recipes by television chefs in the United Kingdom: Cross Sectional Study, BMJ. [Accessed: March 2024 via https://doi.org/10.1136/bmj.e7607]

Jardim, M., et al. (2021) Ultra-processed foods increase noncommunicable chronic disease risk . [Accessed: March 2024 via https://pubmed.ncbi.nlm.nih.gov/34798466/]

Kau, A., et al. (2011) Human nutrition, the gut microbiome, and immune system: envisioning the future [Accessed: March 2024 via https://www.ncbi.nlm.nih.gov/pmc/articles/PMC3298082/]

Kumar, A., et al. (2023) Gut Microbiota in Anxiety and Depression: Unveiling the Relationships and Management Options [Accessed: March 2024 via https://www.ncbi.nlm.nih.gov/pmc/articles/PMC10146621/]

Lane, M., et al. (2024) Ultra-processed food exposure and adverse health outcomes: umbrella review of epidemiological meta-analyses. The BMJ [Accessed: March 2024 via https://www.bmj.com/content/384/bmj-2023-077310]

Madruga, M. et al. (2023). Trends in food consumption according to the degree of food processing among the UK population over 11 years. British Journal of Nutrition. [Accessed: March 2024 via https://pubmed.ncbi.nlm.nih.gov/36259459/]

McDonald, D., et al. (2018) American Gut: an Open Platform for

Citizen Science Microbiome Research [Accessed: March 2024 via https://journals.asm.org/doi/10.1128/msystems.00031-18]

Monteiro, C., et al. (2018) The UN Decade of Nutrition, the NOVA food classification and the trouble with ultra-processing. Public Health Nutr. [Accessed: March 2024 via https://www.ncbi.nlm.nih.gov/pmc/articles/PMC10261019/]

Monteiro, C., et al. (2019) Ultra-processed foods: what they are and how to identify them. [Accessed: March 2024 via https://pubmed.ncbi.nlm.nih.gov/30744710]

Narula, N., et al. (2021) Association of ultra-processed food intake with risk of inflammatory bowel disease: prospective cohort study. [Accessed: March 2024 via https://doi.org/10.1136/bmj.n1554]

NHS Fat Guidelines [Accessed: March 2024 via https://www.nhs.uk/live-well/eat-well/food-types/different-fats-nutrition/]

NHS Sugar Guidelines [Accessed: March 2024 via https://www.nhs.uk/live-well/eat-well/food-types/how-does-sugar-in-our-diet-affect-our-health/]

NIH (2023) Calcium Fact Sheet for Health Professionals [Accessed: March 2024 https://ods.od.nih.gov/factsheets/Calcium-HealthProfessional/]

NIH (2023) Vitamin B12 Fact Sheet for Health Professionals [Accessed: March 2024 https://ods.od.nih.gov/factsheets/VitaminB12-HealthProfessional/]

Olson, R., et al. (2021) Food fortification: The advantages, disadvantages and lessons from sight and Life Programs. [Accessed: March 2024 via https://doi.org/10.3390/nu13041118]

Price, E., et al. (2024) Excluding whole grain-containing foods from the Nova ultraprocessed food category: a cross-sectional analysis of the impact on associations with cardiometabolic risk measures. [Accessed: March 2024 via https://pubmed.ncbi.nlm.nih.gov/38417577/]

Rauber, F., et al. (2018) Ultra-processed food consumption and chronic non-communicable diseases-related dietary nutrient profile in the UK (2008–2014) [Accessed: March 2024 via https://doi.org/10.3390/nu10050587]

Rauber, F., et al. (2020) Ultra-processed food consumption and indicators of obesity in the United Kingdom population (2008-2016) [Accessed: March 2024 via https://journals.plos.org/plosone/article?id=10.1371/journal.pone.0232676]

Rickman, J., Barrett, D., and Bruhn, C. (2007) Nutritional comparison of fresh, frozen and canned fruits and vegetables. part 1. vitamins C and B and phenolic compounds, Journal of the Science of Food and Agriculture. [Accessed: March 2024 via https://doi.org/10.1002/jsfa.2825]

Rico-Campà, A., et al. (2019) Association between consumption of ultra-processed foods and all cause mortality: Sun Prospective Cohort Study. [Accessed: March 2024 via https://doi.org/10.1136/bmj.l1949]

Rinninella, E., et al. (2020) Additives, Gut Microbiota, and Irritable Bowel Syndrome: A Hidden Track. [Accessed: March 2024 via https://www.ncbi.nlm.nih.gov/pmc/articles/PMC7730902/]

Roberts, C., et al. (2013) Hypothesis: Increased consumption of emulsifiers as an explanation for the rising incidence of Crohn's disease. [Accessed: March 2024 via https://pubmed.ncbi.nlm.nih.gov/23360575/]

SACN (2023) Statement on processed foods and health [Accessed: March 2024 via https://www.gov.uk/government/publications/sacn-statement-on-processed-foods-and-health/sacn-statement-on-processed-foods-and-health-summary-report]

Sanchez-Siles, L., et al. (2022) Naturalness and healthiness in "ultra-processed foods": A multidisciplinary perspective and case study. [Accessed: March 2024 via https://www.science direct.com/science/article/abs/pii/S0924224422004459]

Whelan, K., et al. (2024) Ultra-processed foods and food additives in gut health and disease [Accessed: March 2024 via https://pubmed.ncbi.nlm.nih.gov/38388570/]

Zhang, Y. and Giovannucci, E. (2023) Ultra-processed foods and health: a comprehensive review. [Accessed: March 2024 via https://pubmed.ncbi.nlm.nih.gov/35658669/]

No authors listed (2019) In Health effects of dietary risks in 195 countries, 1990–2017: a systematic analysis for the Global Burden of Disease Study 2017 [Accessed: March 2024 via https://pubmed.ncbi.nlm.nih.gov/30954305/]

CHAPTER 5

BDA Coffee and Health by Dr Duane Mellor RD (2019) [Accessed: March 2024 via https://www.bda.uk.com/resource/coffee-and-health-it-s-not-just-about-the-caffeine.html]

Crimarco, A., Landry, M., and Gardner, C. (2022) Ultra-processed Foods, Weight Gain, and Co-morbidity Risk. [Accessed: March 2024 via https://pubmed.ncbi.nlm.nih.gov/34677812/]

Food Standards Agency (FSA) – Food additives (2024) [Accessed: March 2024 via https://www.food.gov.uk/safety-hygiene/food-additives]

Heriseanu, A., et al. (2017) Grazing in adults with obesity and eating disorders: A systematic review of associated clinical features and meta-analysis of prevalence [Accessed: March 2024 via https://www.sciencedirect.com/science/article/abs/pii/S027273581630527X?via%3Dihub]

Marx, B., et al. (2016) Mechanisms of caffeine-induced diuresis. Médecine sciences, [Accessed: March 2024 via https://www.ncbi.nlm.nih.gov/pubmed/27225921]

Maughan, R., and Griffin, J. (2003) Caffeine ingestion and fluid balance: a review [Accessed: March 2024 via https://pubmed.ncbi.nlm.nih.gov/19774754/]

NHS Water, drinks and hydration [Accessed: March 2024 via https://www.nhs.uk/live-well/eat-well/food-guidelines-and-food-labels/water-drinks-nutrition/]

NIH (2023) Iodine Fact Sheet for Health Professionals [Accessed: March 2024 https://ods.od.nih.gov/factsheets/Iodine-Health Professional/]

Smith, H., et al. (2020) Glucose control upon waking is unaffected by hourly sleep fragmentation during the night, but is impaired by morning caffeinated coffee. [Accessed: March 2024 via https://pubmed.ncbi.nlm.nih.gov/32475359/

CHAPTER 6

Appleton, J. (2018) The Gut-Brain Axis: Influence of Microbiota on Mood and Mental Health. [Accessed: March 2024 via https://www.ncbi.nlm.nih.gov/pmc/articles/PMC6469458/]

Gill, S. et al. (2020) Dietary fibre in gastrointestinal health and disease [Accessed: March 2024 via https://www.nature.com/articles/s41575-020-00375-4]

Ho, H. et al. (2016) The effect of oat ß-glucan on LDL-cholesterol, non-HDL-cholesterol and apoB for CVD risk reduction: a systematic review and meta-analysis of randomised-controlled trials. [Accessed: March 2024 via https://pubmed.ncbi.nlm.nih.gov/27724985/]

Longo, V., and Mattson, M. (2014) Fasting: Molecular Mechanisms and Clinical Applications. [Accessed: March 2024 via https://www.ncbi.nlm.nih.gov/pmc/articles/PMC3946160/]

McDonald, D., et al. (2018) American Gut: an Open Platform for Citizen Science Microbiome Research. [Accessed: March 2024 via https://doi.org/10.1128/msystems.00031-18]

Moustarah, F., and Daley, S. (2024) Dietary Iron [Accessed: March 2024 via https://www.ncbi.nlm.nih.gov/books/NBK540969/]

Rodgers, B., Kirley, K., and Mounsey, A. (2013) Prescribing an antibiotic? Pair it with probiotics [Accessed: March 2024 via https://www.ncbi.nlm.nih.gov/pmc/articles/PMC3601687/]

Wiertsema., S., et al. (2021) The Interplay between the Gut Microbiome and the Immune System in the Context of Infectious Diseases throughout Life and the Role of Nutrition in Optimizing Treatment

Strategies [Accessed: March 2024 via https://www.ncbi.nlm.nih.gov/pmc/articles/PMC8001875/]

CHAPTER 7

BDA Fat Fact Sheet (2021) [Accessed: March 2024 via https://www.bda.uk.com/resource/fat.html]

Leeuwendaal, N., et al. (2022) Fermented Foods, Health and the Gut Microbiome. Nutrients. [Accessed: March 2024 via https://doi.org/10.3390/nu14050921]

Mayer, E., et al. (2014) Gut Microbes and the Brain: paradigm shift in neuroscience. Journal of Neuroscience [Accessed: March 2024 via https://www.ncbi.nlm.nih.gov/pmc/articles/PMC4228144/]

CHAPTER 8

Fujiwara, Y., et al. (2005) Association Between Dinner-to-Bed Time and Gastro-Esophageal Reflux Disease. [Accessed: March 2024 via https://pubmed.ncbi.nlm.nih.gov/16393212/]

Pipoyan, D., et al. (2021) The Effect of Trans Fatty Acids on Human Health. PMC. [Accessed: March 2024 via https://www.ncbi.nlm.nih.gov/pmc/articles/PMC8535577/]

Robinson, E., et al. (2013) Eating attentively: a systematic review and meta-analysis of the effect of food intake memory and awareness on eating. American Journal of Clinical Nutrition, [Accessed: March 2024 https://doi.org/10.3945/ajcn.112.045245]

St-Onge, M-P., et al. (2016) Effects of Diet on Sleep Quality. Advances in Nutrition [Accessed: March 2024 via https://www.ncbi.nlm.nih.gov/pmc/articles/PMC5015038/]

Zelman, K. (n.d.) Slow down, you eat too fast. [Accessed: March 2024 via https://www.webmd.com/obesity/features/slow-down-you-eat-too-fast]

謝詞

首先，我要對茹・瑪瑞特（Ru Merritt）表達感謝與肯定，謝謝妳對我寫這本書的信任，也謝謝妳在編輯過程中給我這麼寶貴的回饋意見，沒有妳就沒有這本書！謝謝企鵝藍燈書屋（Penguin Random House）全體團隊，包括賈絲琳（Jasleen）、凱特（Kate）和貝絲（Beth）的支持與協助；也謝謝攝影團隊的喬（Joe）、艾莉（Ellie）和梅根（Megan）。也要感謝梅莉莎・庫曼（Melissa Kuman，合格飲食諮詢管理師）協助我為這本書做研究，並感謝海倫・威斯特（Helen West，合格營養師）幫我的書稿做同儕審查——妳們的見解、智慧和知識都令我感激不盡。謝謝營養學博士弗朗基・菲利浦斯（Frankie Phillips）和梅芙・漢娜（Maeve Hanan，兩位都是合格營養師）為我解答諸多的問題。謝謝蘇菲・諾克斯（Sophie Knoxx，飲食諮詢助理管理師）為本書的多道健康食譜提供指導意見。

特別感謝外子奧立佛（Oliver）、家母瑪姬（Maggie）和家父菲爾（Phil），沒有你們，我不會有時間完成本書。從幫忙帶小孩到幫忙試吃食譜，謝謝你們無數個夜晚和週末包容在電腦前趕工的我。我對你們每一個人都有說不完的感激。謝謝你們總是鼓勵我、相信我。

還有，親愛的讀者，謝謝你拿起這本書，眞心希望它多少對你有幫助，或帶給你一些啓發。歡迎大家在社群媒體上標記@nicsnutrition，讓我知道你們的進展！

最後，我要感謝醫生作家克里斯・范・圖勒肯（Dr Chris van Tulleken）喚起大眾和主流媒體對「超加工食品」這個主題的注意。

BH0069

80/20健康擇食指南，減吃超加工食品：外食或自煮，正餐、飲料、零食、甜點這樣選，四週找回營養與美味的黃金比例

How Not to Eat Ultra-Processed: Your 4-week plan for life-changing healthier eating habits

作　　者　妮可拉・拉登・瑞恩（Nichola Ludlam-Raine）
譯　　者　祁怡瑋
責任編輯　田哲榮
協力編輯　劉芸蓁
封面設計　斐類設計
內頁構成　歐陽碧智
校　　對　吳小微

發 行 人　蘇拾平
總 編 輯　于芝峰
副總編輯　田哲榮
業務發行　王綬晨、邱紹溢、劉文雅
行銷企劃　陳詩婷
出　　版　橡實文化 ACORN Publishing
地址：231030新北市新店區北新路三段207-3號5樓
電話：02-8913-1005　傳真：02-8913-1056
網址：www.acornbooks.com.tw
E-mail信箱：acorn@andbooks.com.tw
發　　行　大雁出版基地
地址：231030新北市新店區北新路三段207-3號5樓
電話：02-8913-1005　傳真：02-8913-1056
讀者服務信箱：andbooks@andbooks.com.tw
劃撥帳號：19983379　戶名：大雁文化事業股份有限公司

印　　刷　中原造像股份有限公司
初版一刷　2025年5月
定　　價　480元
I S B N　978-626-7604-39-7

國家圖書館出版品預行編目（CIP）資料

80/20健康擇食指南，減吃超加工食品：外食或自煮，正餐、飲料、零食、甜點這樣選，四週找回營養與美味的黃金比例／妮可拉・拉登・瑞恩（Nichola Ludlam-Raine）著；祁怡瑋譯. -- 初版. -- 新北市：橡實文化出版：大雁出版基地發行，2025.05

面； 公分

譯自：How not to eat ultra-processed : your 4-week plan for life-changing healthier eating habits

ISBN 978-626-7604-39-7（平裝）

1.CST: 健康飲食 2.CST: 食療 3.CST: 食譜

411.3 114002273